Beschwerdenvalidierung

Fortschritte der Neuropsychologie
Band 14

Beschwerdenvalidierung

von Dr. Thomas Merten

Beschwerden-validierung

von

Thomas Merten

HOGREFE

GÖTTINGEN · BERN · WIEN · PARIS · OXFORD · PRAG
TORONTO · BOSTON · AMSTERDAM · KOPENHAGEN
STOCKHOLM · FLORENZ · HELSINKI

Dr. Thomas Merten, geb. 1959. 1981–1986 Studium der Psychologie in Berlin. 1991 Promotion. 1999 Approbation. 2000 Habilitation. Seit 1992 Tätigkeit als klinischer Neuropsychologe und klinischer Psychologe im Klinikum im Friedrichshain (Berlin), Klinik für Neurologie. Seit 1994 Gutachtertätigkeit. Lehrtätigkeit, u.a. an der Humboldt-Universität Berlin, der Universität Leipzig und der Friedrich-Schiller-Universität Jena. Forschungsschwerpunkte: Neuropsychologische Diagnostik, Beschwerdenvalidierung, psychologische Begutachtung.

Bibliografische Information der Deutschen Nationalbibliothek
Die Deutsche Nationalbibliothek verzeichnet diese Publikation in der Deutschen Nationalbibliografie; detaillierte bibliografische Daten sind im Internet über http://dnb.dnb.de abrufbar.

Göttingen · Bern · Wien · Paris · Oxford · Prag · Toronto · Boston
Amsterdam · Kopenhagen · Stockholm · Florenz · Helsinki
Merkelstraße 3, 37085 Göttingen

http://www.hogrefe.de
Aktuelle Informationen · Weitere Titel zum Thema · Ergänzende Materialien

---

Umschlagbild: © Bildagentur Mauritius GmbH
Satz: ARThür Grafik-Design & Kunst, Weimar
Druck: Media-Print Informationstechnologie GmbH, Paderborn
Printed in Germany
Auf säurefreiem Papier gedruckt

ISBN 978-3-8017-2421-4

Inhaltsverzeichnis

Einleitung

Als nordamerikanische Neuropsychologen sich Ende der 1980er-, Anfang der 1990er-Jahre mehr und innovativer mit Methoden zur Diagnostik der Beschwerdenvalidität zu beschäftigen begannen, füllten sie eine Lücke, die bis dahin keine andere Fachdisziplin der Psychologie oder der Medizin zu füllen bereit war. Damit wurde ein verbreitetes Tabu zu durchbrechen begonnen: die Beschäftigung mit einem so sensiblen Thema wie dem der Vortäuschung von Gesundheitsstörungen. Aber noch heute wird dieses Thema häufig hoch emotional geladen diskutiert.

Dabei liegen mittlerweile so viele empirische Arbeiten zu diesem Thema vor, dass Sweet und Guidotti Breting (2013) dieses in einer detaillierten Analyse der Veröffentlichungspraxis von angewandter neuropsychologischer Forschung als einen der am intensivsten beforschten Bereiche auswiesen, mit deutlich mehr aktuellen Publikationen in den neuropsychologischen Fachzeitschriften *Archives of Clinical Neuropsychology* und *The Clinical Neuropsychologist* als solche prominenten Themen wie Morbus Parkinson, Morbus Alzheimer, Schlaganfall oder leichte kognitive Störung. Nach ihrer Analyse waren 90 Prozent der Autoren, die einschlägig zu dem Thema *Aggravation und Simulation* veröffentlichten, Psychologen, und unter diesen nahmen Neuropsychologen wiederum einen prominenten Platz ein.

Methoden der Beschwerdenvalidierung wurden entwickelt, um zu untersuchen, ob die durch Patienten oder Probanden in neuropsychologischen Testuntersuchungen ermittelten Leistungsprofile als authentisch oder verzerrt zu beurteilen sind. Eine solche Prüfung hat sich insbesondere im gutachtlichen Kontext in dem Maße als unumgänglich erwiesen, in dem Klinische Neuropsychologen zunehmend bei rechtlichen Fragestellungen als Sachverständige herangezogen wurden. Ihre Fähigkeit, anhand eines Testprofils allein die Authentizität der Testergebnisse zu beurteilen oder anhand eines „klinisches Eindrucks“ gültige Aussagen zur Testmotivation oder zur Kooperativität insgesamt zu treffen, war durch einschlägige empirische Studien rasch als Legende herausgestellt worden, eine Legende, die allerdings heute noch fortlebt.

Nicht nur im strafrechtlichen, sondern auch im zivil-, sozial- und verwaltungsrechtlichen Kontext wird die gutachtliche Tätigkeit von Neuropsychologen heute unter dem Begriff der *Forensischen Neuropsychologie* gefasst. Bei der Debatte um die Beschwerdenvalidierung wird häufig verkannt, dass die Rolle eines Sachverständigen von der eines Behandlers erheblich abweicht. Sie erfordert vertiefte juristische und sozialmedizinische Kenntnisse (z. B. bezüglich beweisrechtlicher Anforderungen, juristischer Kausalitätstheorien, der aktuellen Rechtsprechung in Bezug auf gutachtliche Fragestellungen), die nicht zwangsläufig jedem Kliniker vertraut sind. Der in einem gutachtlichen Kontext notwendige Positionswechsel vom Behandler zum unparteiischen, den juristischen Vorgaben verpflichteten Gutachter, der eben *nicht immer* im besten Interesse einer von ihm untersuchten Person handeln darf, mag einem Kliniker nicht nur fremd sein, sondern kann auch erheblichen Widerstand in ihm mobilisieren. Nur vor dem Hintergrund der rechtlichen Stellung des Sachständigen und seiner Pflicht, die Angaben und die Symptompräsentation eines Probanden kritisch zu hinterfragen, lässt sich der besondere Stellenwert, welcher der Beschwerdenvalidierung in der Begutachtung zukommt, verstehen. Deshalb wird auch auf diese Problematik einzugehen sein. Die Darstellung der rechtlichen Grundlagen der Begutachtung selbst kann in diesem Text jedoch nicht erfolgen. Hierzu ist insbesondere auf einen früheren Band der *Fortschritte der Neuropsychologie* von Hartje (2004) zu verweisen, wo sie im Detail Darstellung finden.

Im Folgenden soll, entsprechend der Zielrichtung dieser Reihe, ein umfassender Überblick über diagnostische Fragestellungen, über die Methoden und über differenzialdiagnostische Erwägungen gegeben werden. Aufgrund der inzwischen nur noch schwer überschaubaren Vielfalt an Veröffentlichungen und insbesondere aufgrund der zahlreichen empirischen Befunde, die sich seit den 1990er-Jahren akkumuliert haben, können dabei nur die wesentlichen Entwicklungszüge und Ergebnisse dargestellt werden. Der interessierte Leser, der die Entwicklung der Beschwerdenvalidierung im letzten Jahrzehnt in deutscher Sprache nachvollziehen möchte, kann auf drei aufeinander aufbauende Überblicksarbeiten des Autors mit mehreren Hunderten Quellenangaben verwiesen werden, die in der Zeitschrift *Fortschritte der Neurologie und Psychiatrie* erschienen sind (Blaskewitz & Merten, 2007; Merten, 2002; Merten, 2011).

Im folgenden Text wird zur einfacheren Lesbarkeit vorwiegend die männliche Form von Personen benutzt, gemeint sind natürlich Personen beiderlei Geschlechts. Ebenfalls zur einfacheren Lesbarkeit wird zur Bezeichnung einer begutachteten Person vorwiegend der Begriff des *Probanden* verwendet, der in der gutachtlichen Literatur häufig herangezogen wird. Je nach rechtlichem Kontext kann es sich dabei spezifischer um einen Kläger, einen Beklagten, einen Antragsteller, einen Versicherten, eine geschädigte Person u. Ä. handeln. Von *Patienten* wird ausschließlich dann gesprochen werden, wenn Bezug auf einen klinischen oder rehabilitativen Kontext genommen wird.

1 Beschreibung

1.1 Typische Fallkonstellationen und Fragestellungen

Die Frage nach der Validität der in einer neuropsychologischen Untersuchung erhaltenen Testergebnisse oder, weiter reichend, nach der Authentizität geltend gemachter Beschwerden und dargestellter Funktionsbeeinträchtigungen kann bei einer Vielzahl unterschiedlicher Fragestellungen von Bedeutung sein. Zur Einbettung der weiteren Darstellung sollen hier einige Fallkonstellationen umrissen werden, in denen Klinische Neuropsychologen als Experten herangezogen werden können und in denen eine sorgfältige Beschwerdenvalidierung zur Klärung der Problematik wesentlich beitragen kann. Zwei ausführliche Fallvignetten sind im Kapitel 8 zu finden.

Typische klinische und gutachtliche Fallkonstellationen

- Ein Patient macht nach einer leichten Schädel-Hirn-Verletzung, für die in der konventionellen Bildgebung kein morphologischer Schädigungsnachweis erfolgte, bleibende kognitive Beeinträchtigungen geltend, die aufgrund der in der Regel günstigen Prognose solcher Verletzungen von medizinischer Seite angezweifelt werden.
- Ein Patient, der ein Distorsionstrauma der Halswirbelsäule (sog. Schleudertrauma) ohne strukturellen Schädigungsnachweis erlitt, macht am Ende einer Anschlussheilbehandlung geltend, wegen anhaltender Konzentrationsstörungen und Vergesslichkeit noch nicht an den Arbeitsplatz zurückkehren zu können.
- Nach einem mittelschweren Schädel-Hirn-Trauma und einer zunächst kontinuierlich guten Remission verschlechtern sich Beschwerden und ermittelte Testergebnisse gegen Ende der beruflichen Rehabilitation, und zwar ohne medizinisch identifizierbaren Grund. Unter anderem wird das Vorliegen einer Anpassungsstörung diskutiert, auf welche die Verschlechterung der kognitiven Leistungen zurückzuführen sei.
- Ein Patient gibt einen vollständigen oder partiellen autobiografischen Gedächtnisverlust an, zeigt aber keine anterograden Lern- und Gedächtnisstörungen. Die neurologische und neuroradiologische Diagnostik ist komplett unauffällig. Differenzialdiagnostisch ist die Frage nach einer dissoziativen Störung, einer artifiziellen Störung oder einer Simulation zu klären.
- Ein Straftäter macht eine tatbezogene Amnesie geltend. Wie in der vorangegangenen Konstellation steht hier die differenzialdiagnostische Fragestellung nach einer dissoziativen Störung, einer artifiziellen Störung oder einer Simulation.
- Im Rahmen einer früheren Lösungsmittelexposition macht ein Versicherter seitens der zuständigen Berufsgenossenschaft daraus resultierende dauerhafte kognitive Störungen geltend, welche sich nach Ende der Exposition weiter progredient entwickelt hätten.

- Eine Medizinerin mit einer diagnostizierten Multiplen Sklerose, die seit 10 Jahren weder einen neuerlichen Schub noch eine Progredienz neurologischer Symptome erfahren hat, fährt im Alter von 49 Jahren ihre Praxis herunter, die sie jedoch für 4 Stunden täglich weiter betreiben möchte. Gegenüber einer privaten Versicherung macht sie Berufsunfähigkeit aufgrund einer Fatigue geltend.

Unauffällige Beschwerdenvalidierung liefert wertvolle Information

Einen besonderen Wert entfaltet eine sorgfältige Beschwerdenvalidierung in solchen Fällen, in denen aufgrund von bestimmten Widersprüchlichkeiten, einer fehlenden Dokumentation eines Erstschadensbildes, dem unklarem Ausgang der medizinischen Diagnostik oder anderen Umständen strittig ist, ob geltend gemachte Beschwerden authentisch sind oder nicht. Hier kann eine komplett unauffällige Beschwerdenvalidierung ein gewichtiges Argument *für* die Authentizität angegebener Leistungsbeeinträchtigungen darstellen. Dies wird in der Diskussion um die Sinnhaftigkeit der Beschwerdenvalidierung in der Regel übersehen, weil es in der Literatur meist nicht ausdrücklich unterstrichen wird. Beschwerdenvalidierung zielt ihrem Grunde nach nicht auf einen Nachweis simulativer Tendenzen, sondern stellt eine notwendige Prüfung der Gültigkeit erhaltener Testbefunde dar, sodass diagnostische Beurteilungen von weit reichender Konsequenz mit deutlich besserer Sicherheit vorgenommen werden können.

Unübersehbar ist, dass auch in Deutschland profilierte neuropsychologische Gutachter zunehmend zur Beurteilung psychischer Störungen – außerhalb des traditionellen Arbeitsgebiets erworbener Hirnschädigungen – herangezogen werden (vgl. zu neuropsychologischen Aspekten psychischer Störungen insbesondere Lautenbacher & Gauggel, 2010).

1.2 Bezeichnung und Definition

Die wichtigsten der in diesem Band benutzten Begriffe werden im Glossar definiert, teilweise in Anlehnung an Bush et al. (2006). Dies sind:

- Beschwerdenvalidität
- Beschwerdenvalidierung
- Beschwerdenvalidierungstests
- Antwortverzerrungen, negative und positive
- suboptimale Leistungsanstrengung
- Alternativwahlverfahren.

Diagnostik der Beschwerdenvalidität reicht über „Simulationsdiagnostik“ hinaus, liefert Angaben zur Gültigkeit von Testprofilen

Psychologische Methoden zur Beschwerdenvalidierung wurden zunächst als Verfahren zur Erkennung von vorgetäuschten sensorischen oder kognitiven Störungen entwickelt. In diesem Sinne wurde auch der Begriff der *Simulationsdiagnostik* verwendet, von dessen Gebrauch aus heutiger Perspektive abzuraten ist. Tatsächlich liefern Verfahren zur Beschwerdenvalidierung Aussagen über mögliche Antwortverzerrungen und damit zur

Gültigkeit erhaltener Testprofile. Eine diagnostische Beurteilung, ob solche Antwortverzerrungen im Sinne einer Simulation oder Aggravation zu bewerten sind, kann nicht allein auf der Grundlage der Ergebnisse von Beschwerdenvalidierungstests (BVT) erfolgen. Darauf wird später noch vertiefend einzugehen sein. Folgende für die Interpretation und differenzialdiagnostische Einordnung bedeutsame Begriffsbestimmungen sind ebenfalls im Glossar zu finden:

- Simulation
- Aggravation
- Simulative Tendenzen
- Minder schwere Verdeutlichungstendenzen
- Artifizielle Störung
- Stellvertreter-Simulation und Artifizielle Störung by proxy
- Krankheitsgewinn, primärer, sekundärer und tertiärer.

1.3 Prävalenz- und andere Schätzungen zum Auftreten negativer Antwortverzerrungen

1.3.1 Methodische Probleme von Prävalenzschätzungen

Seit Anbeginn der modernen Forschung zur Beschwerdenvalidierung wird die Frage nach der Auftretenshäufigkeit simulativer Tendenzen diskutiert. Dabei wurde zunächst herausgestellt, dass als einziges sicheres Kriterium für eine Simulation das Eingeständnis der betreffenden Person, eine Krankheit oder Störung vorgetäuscht zu haben, gelten könne. Ein solches Eingeständnis ist jedoch nur in einer sehr geringen Zahl von Fällen zu erhalten. Gerade Fälle einer *erfolgreichen* Simulation müssen in aller Regel unentdeckt bleiben, womit auch eine Schätzung der Falsch-negativ-Rate der zur Beurteilung herangezogenen Methoden schwierig bleibt. Inzwischen ist der Wert eines Eingeständnisses als einziger zuverlässiger Quelle ernstlich zu hinterfragen. Zum einen wissen wir aus der Forschung zu Geständnissen bei der Strafverfolgung, dass diese keineswegs ein sicheres Wahrheitskriterium darstellen (vgl. etwa Kassin, Appleby & Perillo, 2010), zum anderen steht uns heute mit den Alternativwahlverfahren dann ein sicheres Kriterium für bewusst vorgenommene Antwortmanipulationen zur Verfügung, wenn Antwortmuster produziert werden, die unterhalb der Schwelle für reines Raten liegen.

„Malingering" meint Aggravation und Simulation

Prävalenzschätzungen für das Auftreten negativer Antwortverzerrungen in neuropsychologischen Untersuchungen beruhen heute in der Regel auf einer Bestimmung auffälliger Ergebnisse in Beschwerdenvalidierungstests. Da diese jedoch keinen direkten Rückschluss darauf zulassen, ob es sich um eine Simulation handelt, sind die Schätzungen auch nicht als Auftretensrate von Simulation zu bewerten. Dies wird in der Literatur häufig verkannt.

Hinzu tritt, dass der englischsprachige Begriff des *malingering* Simulation *und* Aggravation umfasst, was im deutschen Sprachraum ebenfalls immer wieder übersehen wird.

Prävalenzschätzungen variieren überdies zum Teil erheblich, was auf folgende Faktoren zurückzuführen ist:

Gründe für Variation in Prävalenzschätzungen

In welchem Vorstellungskontext (gutachtlich, klinisch, rehabilitativ) wird untersucht?

In welchem rechtlichen Kontext werden Gutachtenprobanden untersucht (strafrechtlich, familienrechtlich, sozial- oder zivilrechtlich)?

An welcher spezifischen Population wird die Auftretenshäufigkeit negativer Antwortverzerrungen untersucht (z. B. Probanden nach leichtem vs. mittelschwerem/schwerem Schädel-Hirn-Trauma, nach Lösungsmittelexposition, nach Distorsionstrauma der Halswirbelsäule)?

Prävalenzschätzungen hängen von vielen Faktoren ab

Welche Verfahren werden für Schätzungen der Prävalenz eingesetzt?

Wie sensitiv und spezifisch sind die eingesetzten Verfahren für die Erkennung negativer Antwortverzerrungen?

Beruht die Schätzung auf einem einzigen oder mehreren oder einer Vielzahl von Verfahren, die zur Klassifikation herangezogen werden?

Welches Kriterium wird für die Entscheidung herangezogen? Werden lediglich sichere Antwortverzerrungen (Unter-Zufall-Antwortmuster) als positiv gewertet? Wie viele positive Indikatoren werden bei multiplen Tests als Schwelle für eine positive Gesamtentscheidung definiert?

Falls in der Literatur unterschiedliche Grenzwerte für eine positive diagnostische Beurteilung (im Sinne des Vorliegens negativer Antwortverzerrungen) vorhanden sind, welcher spezifische Grenzwert wird zur Schätzung der Prävalenz herangezogen?

Zur Feststellung von simulativen Tendenzen müssen zusätzlich weitere Kriterien erfüllt sein; insbesondere muss ein externaler Krankheitsgewinn nachzuweisen oder wahrscheinlich zu machen sein. In der neueren Literatur werden mit Rückgriff auf die Diagnosekriterien von Slick, Sherman und Iverson (1999; vgl. Kapitel 4.2) zunehmend unterschiedliche Sicherheitsgrade für die Feststellung einer Simulation oder Aggravation neurokognitiver Störungen unterschieden, insbesondere die sichere, die wahrscheinliche und die mögliche Simulation oder Aggravation. Je nachdem, welche diagnostische Sicherheit den Schätzungen zugrunde gelegt wird, werden diese sich naturgemäß beträchtlich unterscheiden.

Schätzungen, die lediglich den Nachweis einer sicheren Simulation nach den Kriterien von Slick et al. (1999) berücksichtigen, unterschätzen die Auftretenshäufung negativer Antwortverzerrungen beträchtlich, sie können aber für die Bestimmung einer Mindestrate zu erwartender *sehr grober* Vortäuschungsversuche herangezogen werden. Schätzungen, die auf Kriterien einer möglichen Simulation basieren, überschätzen die Prävalenz hingegen in einem unbekannten Ausmaß.

Damit bleibt letztlich und ohne weitere Vorbehalte der Feststellung von Rosen (2005, S. 534) zuzustimmen: „No one knows the true base rate of malingering". Vorhandene Prävalenzschätzungen liefern uns aber eine ungefähre Vorstellung davon, in welcher Größenordnung in welchem jeweiligen Kontext negative Antwortverzerrungen in der Untersuchung zu erwarten sind.

1.3.2 Die sogenannte reine Simulation

Prävalenzschätzungen reiner Simulation sind nicht möglich

In der deutschsprachigen medizinischen Literatur wird, wie bereits von Raecke (1919) geäußert, nach wie vor vermittelt, dass eine reine Simulation von Gesundheitsstörungen sehr selten sei. Dabei wird offensichtlich unter einer nicht reinen Simulation eine solche verstanden, in der ein realer Krankheitskern vorhanden ist, sodass es sich dabei also lediglich um eine Aggravation handeln würde. Tatsächlich gibt es jedoch keine ausreichend gesicherte, wissenschaftlich begründete methodische Basis, um unter unkooperativen Probanden mit externalem Krankheitsgewinn den Anteil derjenigen zu bestimmen, die eine solche rein erfundene Beschwerdendarstellung und komplett falsche Symptomproduktion verwirklichen, ohne jeden authentischen Kern. Das methodologische Problem liegt dabei in der Unmöglichkeit, in vielen Fällen grob verzerrter Darstellungen eine insoweit valide Befunderhebung zu gewährleisten, dass ein eventuell vorhandener authentischer Beschwerdenkern positiv nachweisbar wäre (und zwar, im gutachtlichen Kontext, mit der entsprechend der gebotenen Beweisregeln notwendigen Gewissheit, nicht jedoch als bloße Möglichkeit).

Damit ist die Feststellung, eine reine Simulation sei sehr selten, lediglich als eine „gelehrte Meinung" anzusehen; eine empirisch-wissenschaftliche Grundlage für diese Meinung ist nicht vorhanden. Solide, wissenschaftlich basierte Daten über den Anteil „reiner" Simulationen unter allen negativ verzerrten Beschwerdendarstellungen sind also nicht verfügbar.

1.3.3 Prävalenz negativer Antwortverzerrungen

Aus der obigen Darstellung ergibt sich, dass es keine sicheren Angaben dazu geben kann, wie häufig simulative Tendenzen in medizinischen und psychologischen Untersuchungskontexten zu erwarten sind. Als häufig zitierte Quelle, die ein Bild über die ungefähren Größenordnungen in verschiedenen Untersuchungskontexten und bei unterschiedlichen Diagnosegruppen zu vermitteln vermag, ist die multizentrische Erhebung von Mittenberg, Patton, Canyock und Condit (2002) aufschlussreich. Nach diesen Angaben wirkt ein substanzieller Anteil an Gutachtenprobanden in neuropsychologischen Untersuchungen nicht so mit, dass dem Gutachter die Erhebung eines validen Testprofils ermöglicht würde. Eine besonders hohe Prävalenzrate wurde bereits in dieser frühen Erhebung für Probanden nach leichten Schädel-Hirn-Traumen ermittelt. Weitere wichtige Ergebnisse dieser Studie finden sich in Tabelle 1 zusammengefasst. In ähnlicher Weise ermittelte Larrabee (2003) in Auswertung der zum damaligen Zeitpunkt vorliegenden empirischen Studien eine Prävalenz negativer Antwortverzerrungen im gutachtlichen Kontext in Höhe von etwa 40 Prozent.

Hohe Prävalenz bei leichten Schädel-Hirn-Traumen

Tabelle 1:
Geschätzte Prävalenzraten für das Auftreten einer wahrscheinlichen Aggravation oder Simulation in verschiedenen Untersuchungskontexten (Angaben nach Mittenberg et al., 2002)

Untersuchungskontext	**Geschätzte Prävalenz (adjustiert)**	**Konfidenz-intervall der Schätzung**
Fälle mit Personenschäden (Verletzungsfolgen)	30,4	3,6
Berentung und Arbeitsunfälle	32,7	4,1
Strafrecht	22,8	5,8
Behandlungskontext (medizinisch oder psychiatrisch)	8,1	1,6
Diagnosegruppe	**Geschätzte Prävalenz (adjustiert)**	**Konfidenz-intervall der Schätzung**
Leichte Schädel-Hirn-Verletzungen	41,2	4,5
Fibromyalgie/chronisches Müdigkeitssyndrom	38,6	5,5
Schmerzstörungen/somatoforme Störungen	33,5	5,5
Neurotoxische Störungen	29,5	5,8
Stromunfälle	26,0	5,5
Depressive Störungen	16,1	4,2
Mittelschwere/schwere Schädel-Hirn-Verletzungen	8,8	2,0

Bereits in frühen Arbeiten waren Personen, die leichte Schädel-Hirn-Traumen (SHT) erlitten oder geltend machten, als besondere Risikogruppe identifiziert worden. Viele Kläger nach leichten oder nur mutmaßlich anzunehmenden Kopfverletzungen ohne Nachweis einer substanziellen Hirnschädigung machen im Verlauf zunehmende und invalidisierende Folgen geltend, die zum Teil so extrem ausfallen, dass sie tatsächliche, authentische schwere Hirnschadensfolgen in den Schatten stellen (vgl. dazu auch folgendes Kapitel).

Negative Antwortverzerrungen in gutachtlichen Kontexten häufig

Inzwischen liegen zahlreiche Prävalenzschätzungen zum Auftreten negativer Antwortverzerrungen in neuropsychologischen Untersuchungen aus verschiedensten kulturellen Kontexten vor. Eine Zusammenfassung neuerer Studien dazu ist bei Merten (2011) zu finden. In einigen Untersuchungskontexten und bei einigen kritischen Diagnosegruppen kommen Schätzungen zur Auftretenshäufigkeit der 50-Prozent-Marke nahe oder überschreiten diese sogar (z. B. Kläger mit geltend gemachtem Schleudertrauma: Schmand, Lindeboom, Schagen, Heijt, Koene & Hamburger, 1998; US-Studenten mit geltend gemachtem Aufmerksamkeits-Defizit-Syndrom, jedoch ohne Lernbehinderung: Sullivan, May & Galbally, 2007; Antragsteller von Invaliditätsleistungen in den USA: Chafetz, Abrahams & Kohlmaier, 2007). Für den strafrechtlichen Kontext haben Ardolf, Denney und Houston (2007) anhand einer Serie von 105 zur neuropsychologischen Untersuchung vorgestellten Straftätern gefunden, dass bei 71 Prozent von ihnen zwei oder mehr Indikatoren für negative Antwortverzerrungen positiv ausfielen. Für 22 Prozent der untersuchten Personen erfolgte nach den Slick-Kriterien eine sichere Feststellung vorgetäuschter kognitiver Störungen.

Am häufigsten sind negative Antwortverzerrungen zweifelsfrei in gutachtlichen Kontexten mit ihrem situationsimmanenten externalen Störungsgewinn, der zu einem wesentlichen Teil beträchtlich ist, zu finden. Bei einer Sichtung einschlägiger Studien erscheint heute unzweifelhaft, dass eine substanzielle Zahl von Gutachtenprobanden Testaufgaben suboptimal bearbeitet und damit Testergebnisse bzw. Testprofile erhalten werden, die nicht ihr tatsächliches Funktionsniveau widerspiegeln.

Für den rehabilitativen Kontext verfügen wir über keine einschlägigen empirischen Daten aus der Neuropsychologie. Eine substanzielle Anzahl bedeutsamer Antwortverzerrungen ist insbesondere dort zu erwarten, wo mit dem Ausgang der Rehabilitation und der dort gestellten Prognose weitreichende Konsequenzen, wie etwa die Gewährung einer angestrebten Berentung oder Pensionierung, verbunden sind. Für den psychosomatisch-psychotherapeutischen Bereich haben jüngst Kobelt und Bassler (2012) einen Anteil von 40 Prozent an Patienten ermittelt, die im Strukturierten Fragebogen Simulierter Symptome (Cima et al., 2003) positiv abschnitten. Bei diesen Patienten fanden sie auch ein stärker ausgeprägtes Rentenbegehren. In einer Untersuchung von Locke, Smigielski, Powell und Stevens (2008) wurde untersucht, inwieweit Personen, die eine Rehabilitationsbehandlung beantragt hatten, negative Antwortverzerrungen aufwiesen. Sie fanden, dass nahezu ein Viertel von 87 untersuchten Patienten im Test of Memory Malingering auffällig abschnitt.

Klinische und rehabilitative Kontexte

Für klinische Kontexte ist nach einer Erhebung, die Sharland und Gfeller (2007) unter Neuropsychologen durchführten, damit zu rechnen, dass etwa 5 Prozent der Patienten, für die kein sekundärer Krankheitsgewinn offenkundig ist, Defizite übertreiben oder kognitive Störungen vortäuschen. Erhöhte Prävalenzzahlen sind im klinischen Kontext für Patienten mit psychogenen nicht epileptischen Anfällen (PNES) zu erwarten (z. B. Drane et al., 2006). Auffällige Ergebnisse in BVT werden hier nach der Literaturlage in erheblich größerer Zahl als bei Patienten mit einer gesicherten Epilepsie ermittelt. In einer neueren Studie fanden Brooks, Johnson-Greene, Lattie und Ference (2012), dass unter Fibromyalgie-Patienten eines Krankenhauses 37 Prozent auffällig in Beschwerdenvalidierungstests abschnitten. Obwohl es sich um klinische Patienten handelte, war die Möglichkeit eines substanziellen sekundären Krankheitsgewinns bei 58 Prozent dieser Patienten zu erkennen.

Eine besondere Bedeutung kommt der Erkennung von Antwortmanipulationen im Rahmen artifizieller Störungen zu, die häufig übersehen werden und mit gravierenden und mitunter lebensbedrohlichen Konsequenzen für die Betroffenen verbunden sein können (Eckhardt, 1989; Feldman, 2004). So drängen Betroffene etwa zu medizinisch nicht indizierten operativen Eingriffen, indem sie Befunde manipulieren, Fieber mittels Eigeninjektion von Schmutz erzeugen, Wunden öffnen usw. Gerade diese Störung macht deutlich, warum auch ein Behandler im klinischen Kontext nicht immer unhinterfragt der Beschwerdendarstellung eines Patienten folgen darf.

1.3.4 Fehlende oder negative Dosis-Wirkungs-Beziehung

Interessant im Zusammenhang mit den differenziellen Prävalenzraten erscheint, dass nach allen vorliegenden Schätzungen Probanden nach tatsächlichen, vermeintlichen oder vorgeblichen leichten Schädel-Hirn-Traumen sehr viel häufiger in neuropsychologischen Untersuchungen ungültige Testprofile produzieren als Probanden, die mittelschwere oder schwere SHT erlitten. Gleichzeitig aber machen viele Gutachtenprobanden nach leichten SHT mehr, länger anhaltende und/oder schwerere Beschwerden geltend, und auch in Testuntersuchungen fallen ihre Ergebnisse häufig sehr viel schlechter aus als die von Probanden nach unzweifelhaft (objektiv) sehr viel schwereren Verletzungen (Abb. 1). Damit ergibt sich für den gutachtlichen Kontext ein fehlender oder teilweise sogar ein umgekehrter Zusammenhang zwischen Traumaschwere einerseits und geltend gemachten Traumafolgen bzw. in einer Testuntersuchung gezeigten kognitiven Leistungseinschränkungen andererseits. Dabei werden üblicherweise als Schweregradindikatoren für Schädel-Hirn-Verletzungen herangezogen: Läsionszeichen in der zerebralen Bildgebung, initialer Punktwert in der Glasgow Coma Scale, dokumentierte Dauer des Komas nach erlittener Verletzung sowie zeitliche

Ausdehnung einer posttraumatischen anterograden Amnesie. In anscheinend paradoxer Weise fallen auch die Leistungen in Beschwerdenvalidierungstests im Mittel nach leichten SHT deutlich schlechter aus als nach mittelschweren und schweren SHT (Green, 2007).

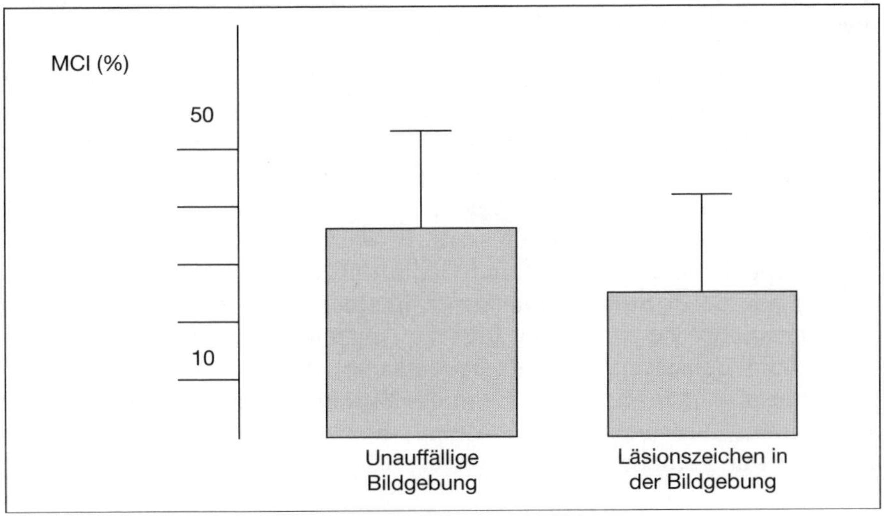

Abbildung 1:
Begutachtete Personen mit unauffälligem bildgebendem Befund beschreiben im Memory Complaints Inventory (MCI) mehr Gedächtnisstörungen als solche, für die ein Läsionsnachweis in der zerebralen Bildgebung erfolgte. Die Grafik (Merten, 2006) basiert auf Daten von Green (2003).

Negative Dosis-Wirkungs-Zusammenhänge

Ein hohes, anhaltendes, sich u. U. im zeitlichen Verlauf noch verstärkendes Beschwerdenniveau (statt eines entsprechend üblichem Verlauf nach Schädel-Hirn-Traumen abnehmenden Störungsausmaßes, vgl. Wurzer, 1992) bei fehlenden oder geringen objektiven Indikatoren für das Vorliegen einer bedeutsamen Verletzung weist damit eine erhöhte Eingangswahrscheinlichkeit für das Vorliegen negativer Antwortverzerrungen auf. Damit sollten negative Antwortverzerrungen auch im klinischen und rehabilitativen Kontext sorgfältig als mögliche Erklärung für persistierende Beschwerden in Erwägung gezogen und sachgerecht untersucht werden, insbesondere wenn ein bedeutsamer externaler Krankheitsgewinn offenkundig ist. Von einigen Autoren wurde bei anderen Fragestellungen bereits auf einen Zusammenhang zwischen extremer Beschwerdenschilderung und Wahrscheinlichkeit für das Vorliegen vorgetäuschter Störungen aufmerksam gemacht, wie etwa von Wallis und Bogduk (1996) im Rahmen subjektiver Schmerzangaben nach Distorsionstraumen der Halswirbelsäule (sog. Schleudertrauma). Carragee (2008) hat die Unzuverlässigkeit eigenanamnestischer Schmerzangaben nach einem fremdverursachten Verkehrsunfall aufzeigen können.

Wenn allerdings in Untersuchungen zu Dosis und Wirkung der Einfluss der Leistungsanstrengung kontrolliert wird (wie etwa durch Einschluss lediglich gültiger Testprofile in die Analysen oder durch Berücksichtigung dieses Faktors als Kovariable), so stellt sich die theoretisch zu erwartende Dosis-Wirkungs-Beziehung tatsächlich her (z. B. Ord, Greve, Bianchini & Aguerrevere, 2010; West, Curtis, Greve & Bianchini, 2011).

Das Kriterium der Dosis-Wirkungs-Beziehung ist naturgemäß nur auf solche Störungen anwendbar, für die objektive Kriterien für den initialen Schweregrad einer Verletzung oder Erkrankung herangezogen werden können, wie dies insbesondere für Schädel-Hirn-Traumen und unfallchirurgisch bedeutsame Traumata der Fall ist. Eine neue Studie von Rienstra et al. (2013) ist in diesem Zusammenhang interessant. Es wurde der Zusammenhang zwischen Hippokampus-Volumen und Gedächtnisleistungen bei Patienten mit leichter kognitiver Störung untersucht. In einer unausgelesenen klinischen Patientenstichprobe stellte sich hier die Anstrengungsbereitschaft, wie sie durch BVT gemessen wird, als bedeutsamer Intermediator dar. Erst bei Ausschluss solcher Personen, die in der Beschwerdenvalidierung auffällig abschnitten, wurde eine Dosis-Wirkungs-Beziehung, wie sie theoretisch zu erwarten war, gefunden.

1.3.5 Schätzung von Effektstärken

Iverson (2005) hat in einer Metaanalyse zu den Auswirkungen unterschiedlicher Einflussfaktoren auf neuropsychologische Testleistungen eine Effektstärke von ca. 1,1 für den Faktor „Simulation und Aggravation" ermittelt, ein Effekt, der deutlich über den Zahlen liegt, die sich für bekannte leistungsmindernde Faktoren ergab, einschließlich denen für Schädel-Hirn-Verletzungen (vgl. Abb. 2). Bereits die Tatsache eines laufenden Rechtsstreits wurde immer wieder als eine wesentliche Einflussgröße auf den Umfang und das Ausmaß der Beschwerdenschilderung und die Leistungen in psychologischen Tests identifiziert. In Iversons Metaanalyse war diese in ihrer Auswirkung auf neuropsychologische Testleistungen der Wirkung von Depressionen oder eines Benzodiazepin-Entzugs vergleichbar. Der gewichtige Einfluss des Faktors Rechtsstreit (engl. *litigation*) ist in entsprechenden Analysen immer wieder gefunden worden (z. B. Tsanadis et al., 2008).

Mangelnde Testmotivation wirkt sich gravierend auf Testergebnisse aus

Die große Effektstärke negativer Antwortverzerrungen im gutachtlichen Kontext, der den Einfluss selbst mittelschwerer und schwerer SHT übersteigt, ist erstmals in einer Studie von Green, Rohling, Lees-Haley und Allen (2001) aufgezeigt, später untermauert (Green, 2007) und in einer Reihe unabhängiger Studien repliziert worden (Ord et al., 2010; Stevens, Friedel, Mehren & Merten, 2008; West et al., 2011). Entsprechend lautete, in einem gewissen Sinne programmatisch, der Titel der Arbeit von Green et al. (2001): *Effort has a greater effect on test scores than severe brain injury in compensation claimants.*

Zudem haben Green, Gervais und Merten (2005) in einer weiterführenden Arbeit anhand der Ergebnisse von 1479 kanadischen Gutachtenprobanden zeigen können, dass das Ausmaß in einem Selbstbeurteilungsinventar geschilderter Gedächtnisstörungen stärker mit der Anstrengungsbereitschaft oder Kooperativität in einer Untersuchung assoziiert war als mit den Leistungen, die in einem tatsächlichen Gedächtnistest erhalten wurden.

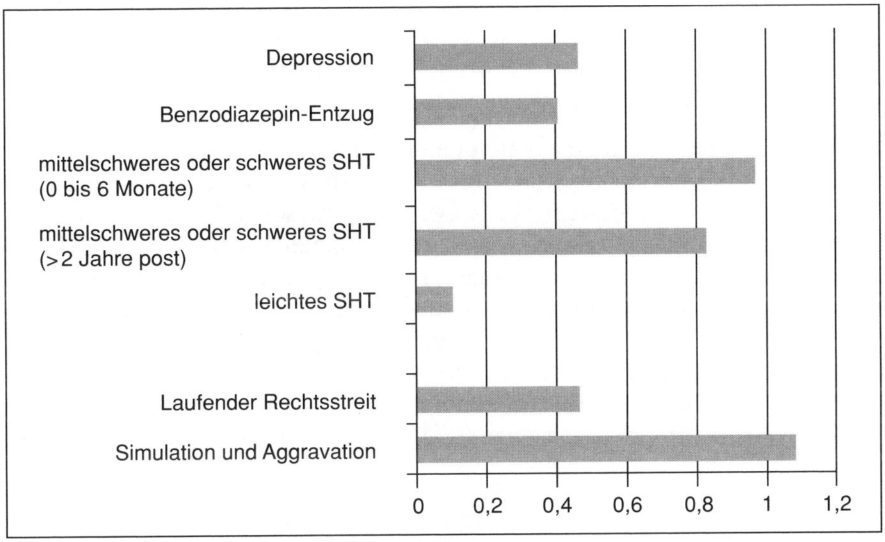

Abbildung 2:
Effektstärken als gepoolte und gewichtete Standardabweichungen
(in der Grafik verwendete Zahlenangaben nach Iverson, 2005)

2 Erscheinungsformen und Auftretenskontexte von Antwortverzerrungen

Überhöhte Beschwerdenschilderung und verstärkte Symptomdarstellung

Negative Antwortverzerrungen treten in verschiedenen Formen auf, die nicht zwingend miteinander gekoppelt sind. Dies sind:

a) *Verstärkte Beschwerdenschilderung:* Geltend gemachte Beschwerden liegen tatsächlich nicht vor oder tatsächlich vorhandene Beschwerden

werden verstärkt oder ausgeweitet geschildert. Dies kann körperliche, psychische und kognitive Beschwerden gleichermaßen betreffen oder sich lediglich auf einzelne Beschwerdenbereiche beziehen. Solche Antwortverzerrungen können in der freien Exploration, bei Durchführung halbstandardisierter klinischer Ratings und bei der Beantwortung von Fragebögen auftreten. Als Instrumente zur standardisierten Erfassung einer verzerrten Antwortabgabe sind Kontrollskalen in Fragebögen, spezifische Fragebögen und Fremdbeurteilungsverfahren entwickelt worden.

b) *Verstärkte Symptompräsentation:* Im Verhalten werden Symptome dargestellt, die tatsächlich nicht oder nicht so stark vorliegen. Hierzu gehört auch suboptimales Leistungsverhalten in psychologischen Tests als „standardisierte Verhaltensproben".

Beide Erscheinungsformen negativer Antwortverzerrungen können gemeinsam auftreten, müssen dies aber nicht. Aus diesem Grunde fällt auch in empirischen Untersuchungen die Assoziation zwischen Maßen für Verzerrungen in der Beschwerdenschilderung und solchen für suboptimales Leistungsverhalten in Testuntersuchungen nur mäßig aus. So korrelierten nach einer neueren Untersuchung von Dandachi-Fitz-Gerald, Ponds, Peters und Merckelbach (2011), die an einer gemischten psychiatrischen Patientenstichprobe durchgeführt wurde, die Ergebnisse zwischen einem kognitiven Beschwerdenvalidierungstest und einem Fragebogen zur Erfassung negativ verzerrten Antwortverhaltens zwar signifikant miteinander, aber nur in einer Höhe von 0,22.

Weiterhin ist zu beachten, dass Personen, die negative Antwortverzerrungen realisieren, dies häufig nicht kontinuierlich tun, sondern die Aufrichtigkeit in der Beschwerdendarstellung und die in einer Testuntersuchung entfaltete Anstrengungsbereitschaft im zeitlichen Verlauf beträchtlichen Schwankungen unterworfen sein können, und zwar sowohl zwischen unterschiedlichen Untersuchungszeitpunkten als auch innerhalb einer einzelnen Untersuchung.

Beschwerdenvalidierungstests liefern Aussagen zur Kooperativität und zur Validität ermittelter Testprofile

Mit Hilfe der Beschwerdenvalidierung werden lediglich Aussagen zur Kooperativität von Untersuchten und damit zur Gültigkeit der erhaltenen Testprofile gemacht. Beschwerdenvalidierungstests sind keine „Simulationstests", wie leider immer noch häufig dargestellt wird. In diesem Sinne ist auch ein unkritischer Schluss von nachgewiesenen negativen Antwortverzerrungen auf eine Simulation unzulässig.

Ein Überblick, in welchen Kontexten negative Antwortverzerrungen auftreten können, ist in Abbildung 3 dargestellt. Dabei handelt es sich lediglich um eine unsystematische Zusammenstellung von Faktoren oder Bedingungen, die in der Literatur diskutiert werden, ohne Anspruch auf eine unterliegende Systematik. In diesem Sinne wird in der Abbildung auch keiner Systematik psychischer Störungen gefolgt. Einzelne der aufgeführten Faktoren können natürlich in Kombination auftreten. So schließt beispielsweise die Präsenz einer authentischen psychischen Störung keineswegs aus, dass eine Person in einer gutachtlichen oder klinischen Untersuchung aggraviert (ebenso wenig wie dies für ein früher erlittenes Schädel-Hirn-Trauma oder eine neurologische Erkrankung der Fall ist). Ein Proband mit einer dissozialen Persönlichkeitsstörung kann nach einem fremdverursachten Verkehrsunfall mit leichtem Schädel-Hirn-Trauma, aber ohne überdauernde gravierende Funktionseinschränkungen, die Gelegenheit für den Erhalt dauerhafter Haftpflichtleistungen bewusst und missbräuchlich nutzen wollen, überdies noch keinerlei Einsicht in die Notwendigkeit einer neuropsychologischen Untersuchung zeigen. Die daraus resultierende Unlust, sich überhaupt in seiner Freizeit noch einer Untersuchung zu unterziehen, kann zusätzlich durch ein unsachgemäßes Verhalten des Gutachters verstärkt werden, etwa wenn dieser dem Probanden nicht eingehend erläutert, welchen Stellenwert diese Untersuchung hat und warum eine Kooperativität seitens des Probanden für den Erhalt eines validen Leistungsabbildes notwendig ist. Im Ergebnis mag für diesen Probanden ein komplett ungültiges Testprofil ermittelt werden, was auf das Zusammenwirken vielfältiger Faktoren zurückzuführen ist, deren jeweiliger Einfluss auf das Gesamtergebnis nicht mehr zuverlässig bestimmt werden kann.

Das Vorliegen einer authentischen Störung schließt Antwortmanipulationen nicht aus

In einer Untersuchung belegbare negative Antwortverzerrungen können also keineswegs geradlinig einer Aggravation oder Simulation zugeschrie-

Vielfältige potenzielle Kontextfaktoren von Antwortverzerrungen

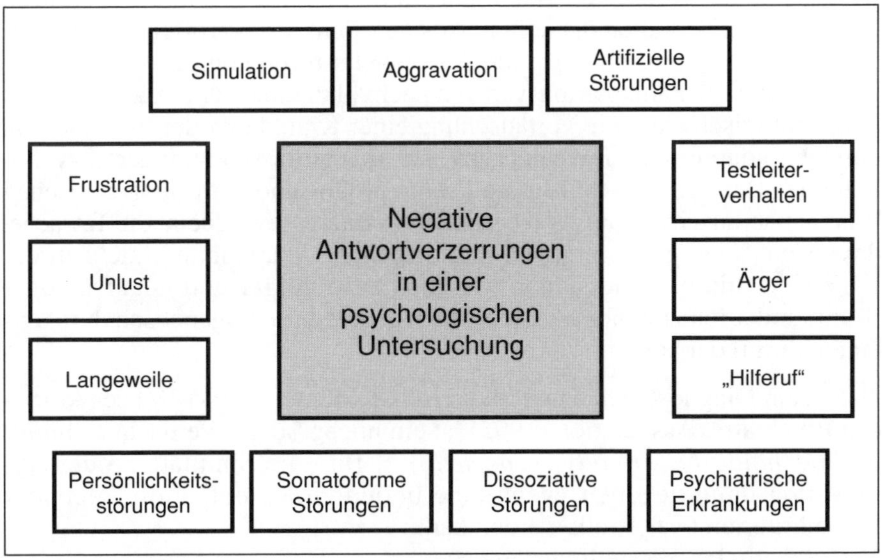

Abbildung 3:
Faktoren, die im Zusammenhang mit dem Auftreten bedeutsamer negativer Antwortverzerrungen diskutiert werden

ben werden. Die gutachtliche Wertung stellt eine besondere Aufgabe des Sachverständigen dar, die über die Ergebnisse der Beschwerdenvalidierung hinaus geht. Darauf wird weiter unten vertiefend einzugehen sein.

3 Wissenschaftliche Konzepte und Modelle zur Vortäuschung von Gesundheitsstörungen

3.1 Simulation und das DSM

Definitionsgemäß handelt es sich bei einer Simulation als Vortäuschung einer Gesundheitsstörung zum Zwecke einer externalen Zielerreichung nicht um eine psychische Störung, sondern um ein Verhalten, das eine Person in einer bestimmten Situation verwirklicht. Dieses Verhalten kann, je nach spezifischem historisch-kulturellem Kontext und Positionierung der Beurteilung, auch auf moralischer Ebene sehr unterschiedlich bewertet werden; unter bestimmten Bedingungen kann eine Simulation moralisch hochwertiges Verhalten darstellen. Aus der Sicht des betroffenen Individuums kann die Vortäuschung einer Gesundheitsstörung durchaus einfühlbar und als sinnvoller Adaptationsversuch nachvollziehbar sein. Auch entwicklungsbiologisch kann die Vortäuschung einer Krankheit oder Behinderung durchaus adaptiv sein. Hyman (1989) hat sich umfassend mit der „Psychologie des Betrugs" beschäftigt und seine phylo- und anthropogenetischen Wurzeln herausgearbeitet. Von besonderem Interesse erscheint die Tatsache, dass Menschen, ganz entgegen ihrer eigenen Überzeugung, nicht in der Lage sind, hinreichend sicher zwischen aufrichtiger und unaufrichtiger Kommunikation zu unterscheiden. Auch dies mag soziogenetisch durchaus einen Vorteil darstellen.

Nach dem Diagnostischen und Statistischen Manual (DSM-IV) der American Psychiatric Association (1995) ist ein hochgradiger Verdacht *(„malingering should be strongly suspected ...")* für eine Simulation oder Aggravation dann gegeben, wenn eine beliebige Kombination folgender Einzelkriterien festgestellt werden kann:

1. Gutachtlicher Vorstellungskontext.
2. Bedeutsame Diskrepanzen zwischen der durch die begutachtete Person geltend gemachten Belastung oder Behinderung und den objektiven Befunden.

3. Eingeschränkte Kooperativität in der Diagnostik und mangelnde Compliance in angesetzten Therapien.
4. Vorliegen einer antisozialen Persönlichkeitsstörung.

DSM-IV-Kriterien für Simulation sind ungeeignet

Dies würde aber implizieren, dass im gutachtlichen Kontext bedeutsame Diskrepanzen zwischen subjektiven Beschwerden und objektiven Befunden, die auch den Kern solcher Diagnosen wie somatoforme und dissoziative Störungen berühren, sogleich einen *hochgradigen Verdacht* auf eine Simulation rechtfertigen würden. Auch das Gewicht, das auf das Vorliegen einer antisozialen Persönlichkeitsstörung gelegt wird, ist insbesondere im zivil- und sozialrechtlichen Kontext keineswegs mehr gerechtfertigt, wiewohl dieser Faktor in der Literatur der 1980er- oder frühen 1990er-Jahre noch eine größere Rolle spielte. Dass die DSM-Kriterien, die noch nicht vor dem Hintergrund der modernen Simulationsforschung formuliert wurden und eine völlig unzureichende Sensitivität und Spezifität aufweisen, nicht nur für die Individualdiagnostik, sondern auch für die empirische Forschung und die weitere Theorienbildung ungeeignet sind, ist wiederholt klar herausgearbeitet worden und dürfte mittlerweile als unumstritten gelten (z. B. Berry & Nelson, 2010).

3.2 Differenzierung zwischen Simulation, somatoformen und artifiziellen Störungen

Schwierige Differenzialdiagnostik

Einen großen Raum in der konzeptionell orientierten Literatur nimmt traditionell die Differenzierung von (a) somatoformen und dissoziativen Störungen (wie sie heute nach ICD-10 aufgefasst werden), (b) der artifiziellen Störung und (c) der Simulation ein. Die große phänomenologische Nähe, die insbesondere die Bilder, die früher unter dem Begriff der Hysterie beschrieben wurden, mit der Simulation aufweisen, und die Schwierigkeiten ihrer Abgrenzung voneinander sind seit langem bekannt (z. B. Jones & Llewellyn, 1917) und bereits zu häufig und aus zu vielen Perspektiven diskutiert worden, als dass in diesem Rahmen eine ausführliche Darstellung erfolgen könnte. Zu verweisen ist hier auf eine frühe Darstellung der konzeptionellen Verwirrung, die sowohl die Bewertung der Forschungsliteratur als auch die diagnostische Praxis in maßgeblicher Weise bis in die Gegenwart erschwert (Merten, 2001). Eine neuere und ausführliche Auseinandersetzung mit dieser konzeptionellen Problematik und der Frage, wie auffällige Ergebnisse in der Beschwerdenvalidierung bei Patienten mit vordiagnostizierter oder geltend gemachter somatoformer oder dissoziativer Störung zu bewerten sind, liegt von Merten und Merckelbach (2013a) vor.

Als weitere Schwierigkeit tritt hinzu, dass die Übergänge zwischen den drei genannten diagnostischen *Kategorien*, obwohl sie als distinkte Entitäten in den üblichen Diagnosesystemen gefasst wurden, offenbar fließend sind.

Dies leitet sich zum einen aus dem fließenden Übergang zwischen reiner Selbst- und reiner Fremdtäuschung ab, zum anderen aus der Tatsache, dass alle möglichen Formen der Kombination von primärem und sekundärem Krankheitsgewinn mit unterschiedlichen Graden der subjektiven Reflexion eigener Handlungsmotive möglich sind.

Kognitive Dissonanz

Klumbies (1980) beschrieb aus der Sicht des psychotherapeutisch arbeitenden Internisten, wie sich eine initial simulierte, also zielgerichtete und reflektierte Symptomerzeugung in eine Selbsttäuschung verwandeln kann. Dafür prägte er den Begriff der simulativen Autosuggestion. Sobald diese ihre volle Ausprägung erreicht habe, sei das Krankheitsverhalten außerhalb der Kontrolle des Betroffenen. In einer neueren Arbeit haben Merckelbach und Merten (2012) den Versuch unternommen, den häufig fließenden Übergang von vorgetäuschten Beschwerden zu somatoformen Störungen – oder von einer Selbst- zu einer Fremdtäuschung, die in einer Reihe von Fällen zu beobachten ist, auf der Grundlage der kognitiven Dissonanztheorie Festingers (z. B. Festinger & Carlsmith, 1959) zu beschreiben. In einer Reihe experimenteller Studien konnte gezeigt werden, dass sich eine initiale Rolleneinnahme (Vortäuschung einer Amnesie oder psychischer Beschwerden) durch eine Person „verselbstständigen“ kann und auch bei Rollenaufgabe noch Resteffekte in den zunächst zielgerichtet manipulierten Funktionen oder Beschwerden nachweisbar waren (Merckelbach, Jelicic & Pieters, 2011; van Oorsouw & Merckelbach, 2004).

Tabelle 2:
Die Unterscheidung zwischen Simulation, artifiziellen Störungen und somatoformen/dissoziativen Störungen beruht auf der Beurteilung innerpsychischer Faktoren der untersuchten Person.

Diagnostische Kategorie	Beschwerdenschilderung oder Symptomdarbietung	Zugrunde liegende Motivation
Simulation/Aggravation	Absichtlich, gesteuert (bewusst)	Reflektiert (bewusst)/ sekundärer Krankheitsgewinn
Artifizielle Störung	Absichtlich, gesteuert (bewusst)	Unreflektiert (unbewusst)/ primärer Krankheitsgewinn
Somatoforme und dissoziative Störungen	Unbeabsichtigt, nicht gesteuert (unbewusst)	Unreflektiert (unbewusst)/ primärer Krankheitsgewinn

Checklisten

Auf phänomenologischer Ebene lässt sich in der Regel eine Unterscheidung zwischen Simulation, artifizieller Störung und somatoformen/dissoziativen Störungen nicht oder kaum vornehmen, auch wenn Checklisten gelegentlich suggerieren, dass eine Differenzierung möglich sei. Die dort verwendeten Kriterien sind aber häufig unscharf und wenig objektiv zu fassen. Angaben zur Sensitivität und Spezifität der Kriterien fehlen in der Regel gänzlich.

Letzten Endes wird auch heute die Unterscheidung zwischen den drei genannten Kategorien anhand zweier Beurteilungsdimensionen vorgenommen, der Bewusstheit der fälschlichen Symptomdarstellung und der ihr zugrunde liegenden Motivation (vgl. Tab. 2). Beide Dimensionen betreffen innerpsychische Prozesse, die dem Diagnostiker nicht direkt zugänglich sind und die allenfalls erschlossen werden können, mit den entsprechenden Unsicherheiten in der Beurteilung. Die Fallstricke, die sich den in der klinischen und Gutachtenpraxis innewohnenden Urteilen stellen, sind seit langem bekannt und diskutiert worden (z. B. Slater, 1965).

3.3 Erklärungsmodelle für simulatives Verhalten

Pathogenetisches Modell der Simulation

Den bedeutendsten Beitrag zur subjektiven Erklärung von vorgetäuschten psychischen Störungen hat wohl Rogers (z. B. 1990) mit einer Reihe von Arbeiten geleistet. Er unterschied drei Modellannahmen, denen von Experten gefolgt werden kann: das pathogenetische, das kriminologische und das adaptative Modell. Nach dem *pathogenetischen* Modell, das nach wie vor Anhänger hat, liegt der Vortäuschung von Gesundheitsstörungen eine (im Entstehen begriffene) psychische Störung zugrunde. Besonders bei der Bewertung sehr drastischer und hartnäckiger verfolgter vermeintlicher Rechtsansprüche, bei denen ein sachlich ungerechtfertigtes Begehren unübersehbar ist, kann man immer wieder auch von Sachverständigen die Meinungsäußerung hören, ein solches Verhalten könne gar nicht bei einem psychisch gesunden Menschen auftreten; das Extreme, das Unkorrigierbare und in bestimmten Fällen das augenscheinlich Bizarre im Verhalten seien geradezu beweisend für die Existenz einer bedeutsamen psychischen Störung. Auch die inzwischen als veraltet anzusehende Konzeption der „Rentenneurose" folgt in Grundzügen dem pathogenetischen Modell. In die ICD-10 (DIMDI, 1999) wurde eine Diagnose F68.0 aufgenommen, die konzeptionell der Rentenneurose nahe erscheint und die gelegentlich von Gutachtern vergeben wird: Entwicklung körperlicher Symptome aus psychischen Gründen.

> Körperliche Symptome, vereinbar mit und ursprünglich verursacht durch eine belegbare körperliche Störung, Krankheit oder Behinderung werden wegen des psychischen Zustandes der betroffenen Person aggraviert oder halten länger an. Der betroffene Patient ist meist durch die Schmerzen oder die Behinderung beeinträchtigt; sie wird beherrscht von mitunter berechtigten Sorgen über längerdauernde oder zunehmende Behinderung oder Schmerzen. (S. 261)

Kriminologisches Modell der Simulation

Rogers' *kriminologischem* Modell zufolge wird eine Simulation als die Handlung eines moralisch zu verurteilenden Menschen aufgefasst, der unter bestimmten Umständen (zum Beispiel nach einer Straftat) eine Gesundheitsstörung vortäuscht, ein Verhalten, das ebenfalls auf moralischer Ebene negativ zu bewerten ist. Diesem Modell sind übrigens sowohl die oben genannten DSM-IV-Kriterien mit ihrer Betonung der antisozialen Persönlichkeitsstörung als auch die fortgesetzt sowohl in einem Teil der deutschsprachigen Literatur als auch in Gutachten verwendeten Begriffe wie „Entlarvung“, „Enttarnung“ oder „Überführung“ verhaftet. Ein Patient oder Proband, der in einer diagnostischen Situation eine körperliche, kognitive oder psychische Störung tatsächlich vortäuscht oder übertreibt, sollte jedoch weder entlarvt noch überführt werden, noch sollte der Diagnostiker dazu „Tricks“ einsetzen. Vielmehr kann in einem konkreten Fall aufgrund einer sorgfältigen Befunderhebung die korrekte Identifikation der Ungültigkeit der Beschwerdendarstellung geleistet und damit korrekt die Vortäuschung oder Aggravation einer Gesundheitsstörung ausgewiesen werden. Der Sprachgebrauch macht das Modell, dem der Diagnostiker implizit oder explizit folgt, identifizierbar.

Adaptives Modell der Simulation

Das dritte von Rogers herausgearbeitete Erklärungsmodell, das *adaptative* Modell, folgt der Vorstellung, dass Personen unter subjektiv widrigen Umständen verschiedene Lösungsmöglichkeiten zur Verfügung stehen. In einer Anzahl von Situationen, die von höherer oder geringerer Bedeutung für den betroffenen Menschen sein können (z. B. ein freier Tag nach einer durchzechten Nacht, Gewährleistung der Abzahlung des Eigenheims, Vermeidung einer Verurteilung und Haftstrafe), kann dabei auch als Lösungsmöglichkeit in Betracht gezogen und umgesetzt werden, eine Gesundheitsstörung vorzutäuschen oder eine tatsächlich vorhandene Erkrankung zu instrumentalisieren und so zu übertreiben, dass das angestrebte Ziel erreichbar wird (für die gelieferten Beispiele: Erhalt einer Arbeitsunfähigkeitsbescheinigung, Zahlungen einer Haftpflichtversicherung nach einem Unfallereignis, Schuldunfähigkeit oder fortgesetzte Verhandlungsunfähigkeit aufgrund einer behaupteten Demenz). Dabei wird durch die betreffende Person im Entscheidungsprozess implizit oder explizit eine Kosten- (bzw. Risiko-) Nutzen-Bewertung vollzogen, die naturgemäß mehr oder weniger korrekt ausfallen kann. Nach einer Anzahl empirischer Untersuchungen (z. B. Rogers, Sewell & Goldstein, 1994) ist dieses adaptative Modell als am ehesten prototypisch anzusehen für das Verständnis einer komplexen Entscheidungssituation, in der sich eine Person befindet, die sich unter definierten Bedingungen zu einem simulativen Verhalten entschließt.

3.4 Konstrukte im Rahmen der Beschwerdenvalidierung

In jüngerer Zeit ist wiederholt die Frage aufgeworfen worden, welche psychologischen Konstrukte mit den gegenwärtig verwendeten Beschwerdenvalidierungstests und Validitätsskalen von Fragenbögen erfasst werden.

Dieser Frage kommt bereits deshalb Bedeutung zu, weil sowohl die Bezeichnung der Messintention (häufig auch der Name des Verfahrens selbst) als auch die von den Autoren gelieferten Interpretationshinweise auf unterschiedliche Konzepte zurückgreifen:

- Immer noch verwendet wird der Begriff der Simulationstests (vgl. die Namensgebung des Strukturierten Fragebogens Simulierter Symptome oder des Aggravations- und Simulationstests).
- Eine Reihe von Autoren zieht die Bezeichnung *Effort Test* vor, womit das Hauptaugenmerk auf die Anstrengungsbereitschaft oder Testmotivation gelegt wird. Betont wird damit die Erfassung einer möglichen suboptimalen Leistungsmotivation in der Untersuchung.
- Von den meisten Autoren wird heute der Begriff der Beschwerdenvalidierung bevorzugt. Je nachdem, ob sich diese auf Leistungstests oder Selbstbeurteilungsskalen bezieht, wird auch von kognitiver vs. psychologischer (emotionaler) Beschwerdenvalidierung gesprochen.
- Als übergreifender Begriff für alle Erscheinungsformen manipulativen Antwortverhaltens, das eine valide Befunderhebung durch den Diagnostiker verhindert, wird auf den Begriff der negativen Antwortverzerrungen zurückgegriffen.

Beschwerdenvalidierung als geeignetstes Konzept

Frederick und Bowden (2009) konnten zeigen, dass unterschiedliche Verfahren möglicherweise mit verschiedenen Konstrukten assoziiert sind. Sie unterschieden eine Dimension „Absicht, kognitive Störungen vorzutäuschen“, die dem Konzept der Simulation oder Aggravation entspricht, von einer zweiten Dimension, „eingeschränkte Motivation in der Untersuchung“, die eher dem Konzept der Anstrengungsbereitschaft nahekommt. Beide Dimensionen sind nicht strikt miteinander assoziiert, sodass sich Kombinationen, wie in Abbildung 4 dargestellt, ergeben können.

Motivation als mehrdimensionales Konstrukt

Bezüglich des Begriffs der Motivation ist zu beachten, dass mindestens drei Aspekte zu unterscheiden sind: die Motivation *(effort)*, mit der ein Patient oder Proband in die Untersuchung geht (z. B. das Bestreben, alles zu tun, um ein externales Ziel zu erreichen, sei es auch mit Mitteln der Täuschung), die Testmotivation, die der Proband in der Untersuchung selbst, in der konkreten Konfrontation mit den Aufgaben, entfaltet *(test effort)*, und die Leistungsmotivation in einem übergeordneten Sinne *(achievement motivation)*, die im Wertesystem der Person repräsentiert ist und diese Person von anderen Personen unterscheiden kann. In diesem Sinne haben die BVT, obwohl sie zweifelsfrei Aspekte der Testmotivation erfassen, keine Berührungspunkte mit traditionellen Leistungsmotivationstests, bei denen es um die Erfassung der Leistungsmotivation im Sinne einer Persönlichkeitseigenschaft geht (z. B. Hermans, 1976).

Nelson, Sweet, Berry, Bryant und Granacher (2007) zeigten in einer faktorenanalytischen Studie, dass unterschiedliche Verfahren zur Erfassung negativer Antwortverzerrungen, auf verschiedenen Faktoren luden. Dies würde auf individuell unterschiedlich realisierte Strategien der Vortäuschung von Beschwerden hinweisen. Walters, Berry, Rogers, Payne und Granacher (2009) haben auf der Basis einer Datenanalyse von Ergebnissen von 527 Gutachtenprobanden in drei verschiedenen kognitiven BVT (mit insgesamt sechs Validitätsindikatoren) gefolgert, dass die Vortäuschung kognitiver Störungen eher dimensional als kategorial aufzufassen sei. In einer Hauptachsenanalyse wurde ein varianzstarker Generalfaktor extrahiert, der 69 Prozent der Varianz aufklärte. Weitere extrahierte Faktoren waren testspezifisch und von nur geringer Varianzaufklärung.

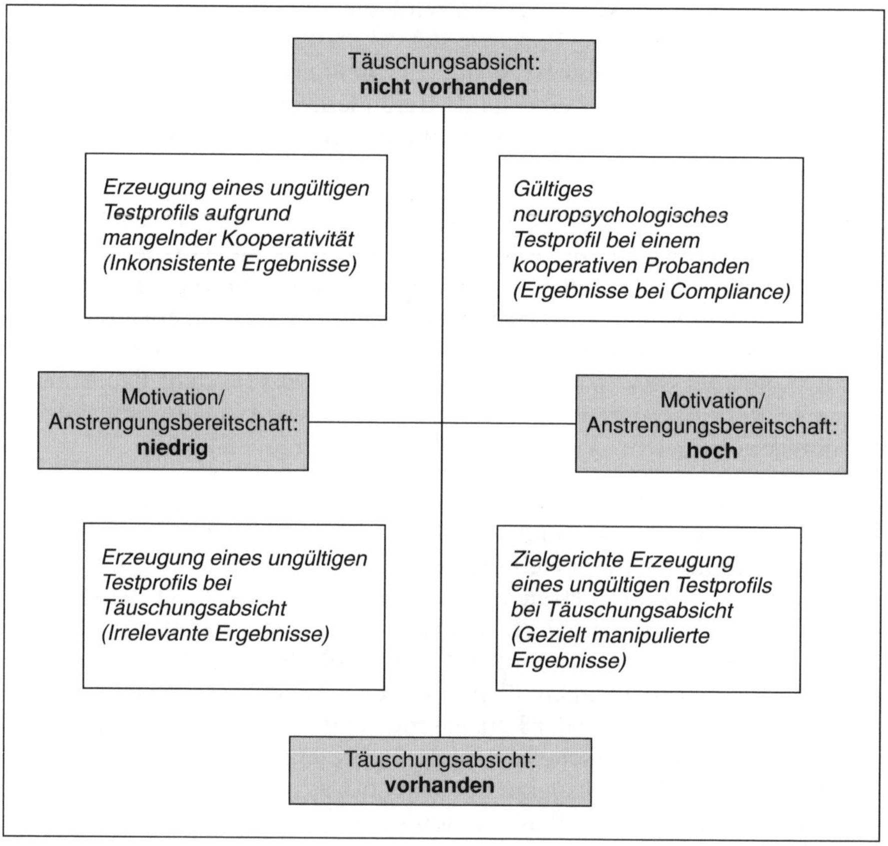

Abbildung 4:
Mögliches Verhalten von Probanden in einer neuropsychologischen Untersuchung, analysiert anhand zweier Dimensionen

4 Diagnostik der Beschwerdenvalidität

4.1 Diagnostische Grundansätze für die Beschwerdenvalidierung

4.1.1 Konsistenz- und Plausibilitätsanalyse

In der gutachtlichen Literatur ist Einigkeit dahingehend festzustellen, dass das Kernstück für die Beurteilung der Authentizität geltend gemachter Gesundheitsstörungen eine eingehende Konsistenz- und Plausibilitätsanalyse ist. Dabei sind allerdings Konsistenz und Plausibilität keineswegs gleichzusetzen und weisen überdies unterschiedliche Aspekte auf. Eine weitergehende Diskussion und theoretisch fundierte Untersetzung der Begriffe der Konsistenz und Plausibilität ist bei Merten und Dohrenbusch (2012) zu finden. Dort wird auch auf eine Reihe unterschätzter Probleme aufmerksam gemacht, die mit einer häufig nur intuitiv vollzogenen Konsistenz- und Plausibilitätsprüfung verbunden sind.

Plausibilitäts- und Konsistenzanalyse als Kernstück der Beschwerdenvalidierung

Während Widersprüche, Unplausibilitäten oder ein fehlender logischer Zusammenhang von Einzelinformationen zunächst gegen die Authentizität der geltend gemachten Beschwerden sprechen, stellt eine in sich konsistente, plausible und nachvollziehbare Informationsbasis ein wesentliches Argument zugunsten der Authentizität der Beschwerdendarstellung dar. Aufgabe des Diagnostikers ist es, in der Gesamtsicht aller verfügbaren Informationen zu prüfen, ob sich Inkonsistenzen und Unplausibilitäten überzeugend auflösen lassen oder scheinbar plausible Sachverhalte unter Umständen nicht länger als solche akzeptiert werden können. Anscheinende Widersprüche lassen sich beispielsweise bei einer eingeschränkten Störungsreflexion oder inadäquaten emotionalen Ansprechbarkeit auf vorhandene Symptome (im Sinne einer Anosognosie, Unawareness bzw. Anosodiaphorie) sinnvoll auflösen, wenn diese als Symptome einer Hirnschädigung plausibel hervortreten. Eine sachgerechte Konsistenz- und Plausibilitätsanalyse setzt in jedem Falle eine hohe fachliche Qualifikation des Neuropsychologen ebenso wie seine Bereitschaft zu einer kritischen Hinterfragung von Sachverhalten voraus.

Als die vier wichtigsten Konsistenzprobleme innerhalb der neuropsychologischen Diagnostik hat Larrabee (2005) die folgenden vorgeschlagen:

1. die Konsistenz der erhaltenen Daten innerhalb und zwischen einzelnen kognitiven Leistungsbereichen;
2. die Konsistenz des erhaltenen neuropsychologischen Profils mit der in Frage stehenden Verletzung oder Erkrankung;

3. die Konsistenz der ermittelten neuropsychologischen Daten mit der dokumentierten Schwere der Verletzung oder Erkrankung;
4. die Konsistenz zwischen den erhobenen neuropsychologischen Daten und der Verhaltenspräsentation der untersuchten Person. Letzterer Aspekt entspricht in wesentlichen Teilen im deutschen Sprachraum dem selbst erhobenen psychopathologischen Befund, und zwar hinsichtlich der *objektiven Symptome* sensu Jaspers (1912).

In Abbildung 5 findet sich eine Anzahl von Ansatzpunkten für eine Konsistenz- und Plausibilitätsprüfung dargestellt, wie sie sich dem neuropsychologischen Untersucher bieten.

Konsistenz und Plausibilität sind explizit darzustellen

In jedem Gutachten sollten die Ergebnisse der Konsistenz- und Plausibilitätsprüfung explizit und nachvollziehbar dargestellt und diskutiert werden. Zu beachten ist, dass natürlich nicht jede Inkonsistenz oder anscheinende Unplausibilität unhinterfragt auf negative Antwortverzerrungen hinweist. Aufgabe des Gutachters ist es, in Erscheinung tretende augenscheinliche Widersprüche daraufhin zu untersuchen, ob sie sich erhärten oder auflösen lassen. Augenscheinliche Inkonsistenzen insbesondere in der Aktenlage lösen sich bei kritischer Prüfung nicht selten plausibel auf, anscheinende Unplausibilitäten können am Ende plausibel werden. Gerade solche Aspekte müssen in einem Gutachten für den Empfänger im Detail nachvollziehbar dargestellt werden, damit auch das Ergebnis der eigenen Beurteilung überzeugen kann.

Die im Weiteren dargestellten spezifischen Ansätze zur Beschwerdenvalidierung stellen in einem gewissen Sinne nichts anderes als unterschiedliche Ansätze zur Plausibilitäts- und Konsistenzprüfungen dar, die zum Teil auf den Ergebnissen speziell dazu entwickelter Verfahren beruhen.

4.1.2 Methodische Zugänge zur Beschwerdenvalidierung

Für die neuropsychologische Beschwerdenvalidierung hat sich eine Einteilung von Rogers, Harrell und Liff (1993) bewährt, die sechs wichtige Forschungs- und Diagnoseansätze unterschieden haben. Alle hier genannten Ansätze sind prinzipiell geeignet, zu einer soliden Beschwerdenvalidierung beizutragen. Weitergehende Empfehlungen für die Praxis finden sich in Kapitel 7 zusammengefasst.

4.1.2.1 Testdeckeneffekt oder Prinzip der verdeckten Leichtigkeit

Tests mit einer sehr niedrigen Testdecke, also Aufgaben, die sehr einfach sind, werden nicht bewältigt. Dazu gehören Fragen zur persönlichen Orientierung, spezifische Aufgabensammlungen („Was ist größer: eine Maus oder eine Kuh?“), sowie Tests, die objektiv sehr einfach sind und eine Person, die

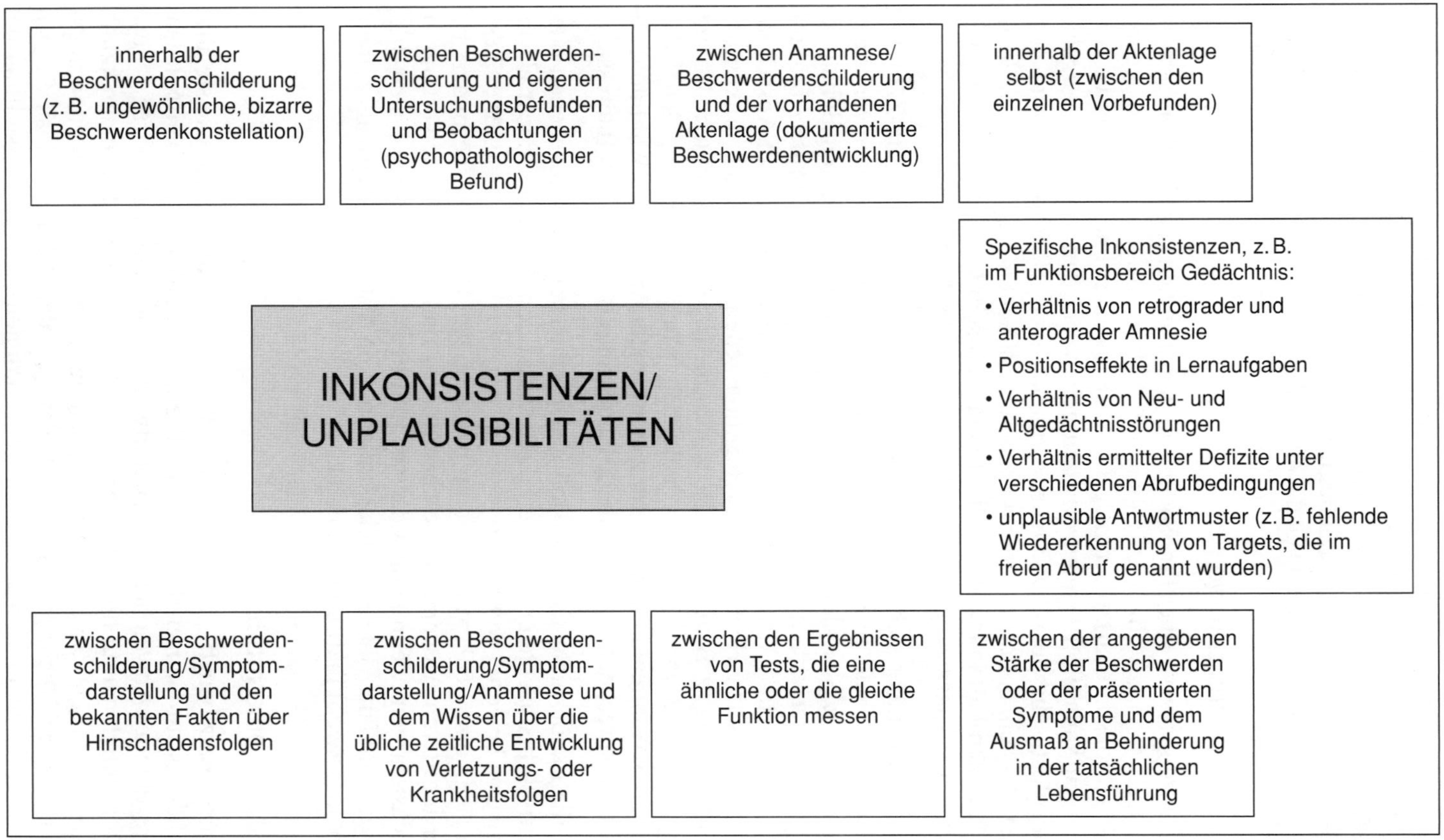

Abbildung 5: Bestimmungsstücke einer neuropsychologisch fundierten Konsistenzprüfung (modifiziert nach Merten, 2005)

Beschwerden übertrieben darstellt, zu einer leicht unplausibel erscheinenden Übertreibung einladen können (z. B. der 15-Item-Test, FIT, von Rey, 1958; vgl. Abb. 8 im Kapitel 4.3.5.1). Die tatsächliche Leichtigkeit der Aufgabe wird zum Teil durch eine spezielle Instruktion zu überdecken versucht (z. B. beim FIT: „Jetzt kommt eine Gedächtnisaufgabe, die sehr schwierig ist ...").

4.1.2.2 Leistungskurve

Die Leistungskurve eines Probanden soll plausibel den tatsächlichen Schwierigkeitsgrad der gestellten Aufgaben oder Anforderungen (in einem gegebenen Funktionsbereich) widerspiegeln. Als Hinweis auf negative Antwortverzerrungen kann ein Lösungsverhalten gelten, bei dem einfache Aufgaben nicht gelöst, sehr viel schwierigere Aufgaben aber gelöst werden. Zu beachten ist, dass ein üblicherweise erkennbarer Gradient von *leicht* zu *schwer* im individuellen Fall krankheitsbedingt verändert sein kann, wie etwa bei Vorliegen einer Aphasie, eines Neglects oder formaler Denkstörungen.

Formalisiert findet sich dieser Ansatz beispielsweise im Punkte-Zähl-Test von Rey (1941) oder in einer Formel für die Progressiven Matrizen von Raven (Gudjonsson & Shackleton, 1986). Die Gegenüberstellung von Behaltensleistungen unter verschiedenen Abrufbedingungen (freier Abruf < Abruf mit Hilfe, *cued recall* < Wiedererkennung) gehört ebenso zu diesem Ansatz wie die häufig benutzte Heuristik, dass Reaktionszeiten unter einfach strukturierte Anforderungen (z. B. Alertness-Reaktion) niedriger liegen sollten als unter komplexen (z. B. in Wahlreaktionsaufgaben). Auch eine Prüfung der Veränderung der Wahlreaktionszeit unter zunehmender Anzahl von Wahlmöglichkeiten (entsprechend dem Sternberg-Paradigma) wäre hier von Interesse.

Natürlich kann nicht jeder Verstoß gegen einen regelhaft gegebenen oder empirisch beobachteten Schwierigkeitsvektor von Aufgaben linear als Inkonsistenz bewertet werden, sondern hier ist, wie bei jedem isolierten Testwert auch, eine Fehlervarianz zu berücksichtigen. Dies ist insbesondere bei einer intuitiven Anwendung solcher Regeln und bei ihrer Bewertung zu berücksichtigen, wenn keine oder nur rudimentäre empirische Daten dazu vorliegen und die Güte einer Klassifikation von Antwortmustern als authentisch oder zweifelhaft unbekannt ist.

4.1.2.3 Fehlergröße

Knapp-daneben-Antworten

Dieser Ansatz betrifft sogenannte Knapp-daneben-Antworten, wie sie ähnlich bereits im Ganser-Syndrom als Pseudodemenz beschrieben wurden. Ein regelhaftes Abweichen der gelieferten Antworten um den Betrag 1 weist nachdrücklich darauf hin, dass der Proband die korrekten Lösungen kennt, sie aber verfälscht. Solche Fehler können beispielsweise bei Orientierungsfragen oder bei Rechenaufgaben beobachtet werden. Wenngleich sie für den Einzelfall durchaus richtungweisend sein können (vgl. Falldarstellung bei

Merten & Puhlmann, 2004), ist ihr Auftreten jedoch sporadisch, sodass die Sensitivität solcher Verhaltensmuster für die Feststellung negativer Antwortverzerrungen gering ausfallen muss.

4.1.2.4 Alternativwahlverfahren

Alternativ- oder Zwangswahlverfahren stellen die wichtigste und die bislang am breitesten untersuchte Methode zur Diagnostik der Beschwerdenvalidität dar. Für sie wurde der Begriff des Beschwerdenvalidierungstests geprägt, der heute jedoch breiter gebraucht wird. Wegen der besonderen Bedeutung dieser Methode wird sie in den Kapiteln 4.3.1 und 4.3.2 ausführlicher behandelt werden.

4.1.2.5 Inkonsistente oder untypische Leistungsprofile

Neuropsychologische Test- oder Leistungsprofile können auf ihre Konsistenz, Plausibilität bzw. Typizität hin untersucht werden. Dabei lassen sich spezifisch neuropsychologische Konsistenzen oder Inkonsistenzen bezüglich der Gesamtheit oder einer Auswahl von Testergebnissen eines Messzeitpunkts oder über mehrere Messzeitpunkte hinweg untersuchen. Im letzteren Falle wird das Leistungsprofil über eine Anzahl von Tests oder bezüglich der gleichen Tests über zwei oder mehrere Untersuchungen auf Plausibilität geprüft. Zu beachten sind hier insbesondere Ergebnisse von Tests, die gleiche oder ähnliche Eigenschaften messen.

Untypische Leistungsprofile sind schwer zu formalisieren

Insgesamt ist dieser Ansatz jedoch wenig formalisiert bzw. formalisierbar, sofern nicht feste Testbatterien verwendet werden. Strauss et al. (1999) haben die intraindividuelle Variabilität über mehrere Testsitzungen hinweg als Ansatz zur Erkennung von Einschränkungen der Leistungsbereitschaft untersucht. Bei einer intuitiven Untersuchung atypischer Leistungsprofile sind die Einschränkungen, wie sie für die Leistungskurve formuliert wurden, zu beachten.

4.1.2.6 Präsentation psychischer Schädigungsfolgen

Hier geht es um die Plausibilität geschilderter psychischer Störungen, die häufig mit beklagten kognitiven Störungen assoziiert sind, wie beispielsweise Angst und Depressionen, oder anderer Beschwerden, die durch Probanden häufig geschildert werden, wie etwa Erschöpfungsneigung, Tinnitus, Geräuschempfindlichkeit, Schlafstörungen, Schwindel und Kopfschmerzen. Solche unspezifischen Beschwerden, die oft nicht oder nur schwer objektivierbar sind, werden bei einer Anzahl von Erkrankungen, psychischen und Befindlichkeitsstörungen gesehen, darunter auch als Langzeitfolgen von leichten SHT (post-concussion syndrome, PCS), beim postkontusionellen Syndrom, nach Distorsionstraumen der Halswirbelsäule oder nach Lösungsmittelexposition.

Fragebogen-methoden

In Tabelle 3 finden sich einige Fragebögen zusammengefasst, die eine Beurteilung der Beschwerdenvalidität gestatten. Zu den ebenfalls entwickelten Fremdratings (Miller-Forensic Assessment of Symptoms Test, M-FAST, Miller, 2001; Structured Interview of Reported Symptoms, SIRS, Rogers, Sewell & Gillard, 2010) liegen bislang weder deutschsprachige Versionen noch einschlägige Untersuchungen aus dem deutschen Sprachraum vor. Eine deutschsprachige SIRS-Version befindet sich in Vorbereitung (Lanquillon & Schmidt, 2013). Zu nennen ist weiterhin ein Verfahren, das zur Identifikation von Antwortmanipulationen im Rahmen einer geltend gemachten posttrauma-

Tabelle 3:
Präsentation von Schädigungsfolgen. Zusammenstellung einiger Fragebogen- und anderer Methoden, die zur Beschwerdenvalidierung herangezogen werden

Verfahren (Abkürzung), Autoren	Beschreibung	Item-zahl	Validitätsskalen
Strukturierter Fragebogen Simulierter Symptome (SFSS), Cima et al. (2003)	Erfassung atypischer, bizarrer oder wenig plausibler Beschwerden tatsächlicher Syndrome	75	Gesamtwert und fünf Unterskalen: (1) Psychose; (2) Affektive Störung; (3) Neurologische Beeinträchtigungen; (4) Amnestische Störung; (5) Niedrige Intelligenz.
Minnesota Multiphasic Personality Inventory (MMPI-2), Engel (2000)	Klinisches Persönlichkeitsinventar, das durch integrierte Kontrollskalen eine Validitätsprüfung des erhaltenen Profils gestattet	567	Primäre Kontrollskalen: *L* Lügenskala; *F* Seltenheitsskala, Simulation; *K* Dissimulation; Weitere Skalen der *F*-Familie: – Index *F* – *K* – Symptom Validity Scale (ehem. Fake Bad Scale; Lees-Haley, English & Glenn, 1991) Zahlreiche neuentwickelte Kontrollskalen zur Beschwerdenvalidierung
Verhaltens- und Erlebensinventar (VEI), Engel & Goves (2012)	Wie bei MMPI-2	344	Kontrollskalen: (1) Inkonsistenz; (2) Seltenheit; (3) Ungünstiger Eindruck; Simulationsindex; Rogers Diskriminanzfunktion (vgl. Vossler-Thies, Stevens, Engels & Licha, 2013)
Morel Emotional Numbing Test (MENT), Morel (2012)	Alternativwahltest zur Erkennung von Antwortmanipulationen bei PTBS	60	Gesamtfehlerwert

tischen Belastungsstörung (PTBS) entwickelt wurde und das auf das Symptom der emotionalen Betäubung rekurriert, der Morel Emotional Numbing Test (Morel, 2012).

Für einen umfassenden Überblick über heute im deutschen Sprachraum verwendbare Selbstbeurteilungsskalen kann auf Dohrenbusch (in Druck) verwiesen werden. Für eine vertiefende Darstellung der MMPI-Validitätsskalen kann im deutschen Sprachraum insbesondere auf Thies (2012) verwiesen werden.

FPi für die Beschwerdenvalidierung ungeeignet

Das Freiberger Persönlichkeitsinventar (FPI-R, Fahrenberg, Hampel & Selg, 2010) enthält keine Kontrollskalen, die speziell zur Erfassung negativer Antwortverzerrungen geeignet wären. Die Offenheitsskala erfasst Antwortstile im Sinne einer sozialen Erwünschtheit. Fällt dieser Skalenwert unauffällig aus, so ist dies nicht im Sinne fehlender *negativer* Antwortverzerrungen zu interpretieren, auch wenn eine solche Interpretation gelegentlich in Befunden und Gutachten zu finden ist (vgl. Merten, Friedel, Mehren & Stevens, 2007).

4.2 Die Slick-Kriterien

Breite Akzeptanz in Forschung und Individualdiagnostik haben die sogenannten Slick-Kriterien gefunden (Slick et al., 1999), die einen umfassenden Versuch darstellen, formalisierbare Kriterien für die Diagnostik vorgetäuschter kognitiver Störungen (MND) aufzustellen. Ähnlich wie bei anderen modernen Diagnosekriterien (zum Beispiel für den Morbus Alzheimer) werden verschiedene Grade an diagnostischer Sicherheit unterschieden. Eine Zusammenfassung der Kriterien A bis D, die zur Diagnosestellung herangezogen werden, ist in Tabelle 4 zu finden.

Die Slick-Kriterien

Das Kriterium A ist obligat für die Feststellung vorgetäuschter neurokognitiver Störungen, das Kriterium D ist obligat für die Sicherheitsgrade „sicher“ und „wahrscheinlich“. Je nach Art und Umfang des Vorhandenseins von Indikatoren für negative Antwortverzerrungen (Kriterien B und C) werden unterschiedliche Wahrscheinlichkeitsgrade definiert (vgl. Tab. 5).

Eine ausführliche Diskussion findet sich, mit einigen vorgeschlagenen Modifikationen, bei Larrabee, Greiffenstein, Greve und Bianchini (2007). Für einige Kriterien schlugen sie Modifikationen vor, so etwa, dass bei mehrfachen auffälligen BVT-Ergebnissen (Kriterium B2) kein weiteres B-Kriterium für die Feststellung einer wahrscheinlichen MND notwendig sein sollte oder dass das Gewicht der C-Kriterien, die auf der Beschwerdenschilderung der Probanden beruhen, dem der B-Kriterien gleichgestellt werden sollte. Für das Gebiet schmerzbezogener Funktionsstörungen, in deren Rahmen geltend gemachte kognitive Leistungsbeschwerden keineswegs

Tabelle 4:
Von Slick et al. (1999) entwickelte Kriterien für die Diagnosestellung vorgetäuschter kognitiver Störungen

Kriterium	Erläuterung
A. Identifizierung eines bedeutsamen externalen Störungsgewinns	Eingangskriterium, das für die Feststellung einer Vortäuschung (Simulation oder Aggravation) positiv sein muss
B. Hinweise auf Antwortverzerrungen, die aus der neuropsychologischen Testdiagnostik stammen	B1. Unter-Zufall-Antworten in Alternativwahlverfahren B2. Weitere auffällige Ergebnisse in empirisch gut gestützten Beschwerdenvalidierungstests und -indikatoren B3. Diskrepanzen zwischen den Testdaten und bekannten Mustern von Hirnfunktionen/Hirnschädigungen B4. Diskrepanzen zwischen den Testdaten und dem beobachtbaren Verhalten B5. Diskrepanzen zwischen den Testdaten und zuverlässigen Informationen von dritter Seite B6. Diskrepanzen zwischen den Testdaten und anamnestischen Informationen aus der Aktenlage
C. Hinweise auf Antwortverzerrungen, die aus den gelieferten Angaben des Probanden und der Selbstbeurteilung stammen	C1. Diskrepanzen zwischen den gelieferten Angaben und anamnestischen Informationen aus der Aktenlage C2. Diskrepanzen zwischen der Beschwerdenschilderung und den bekannten Mustern von Hirnfunktionen/Hirnschädigungen C3. Diskrepanzen zwischen der Beschwerdenschilderung und dem beobachtbaren Verhalten C4. Diskrepanzen zwischen der Beschwerdenschilderung und zuverlässigen Informationen von dritter Seite C5. Hinweise auf eine Übertreibung oder Erfindung psychischer Dysfunktionalität, u. a. aus gut validierten Fragebogenskalen
D. Ausschluss anderer Ursachen	Die Verhaltensweisen, die unter B und C aufgeführt sind, dürfen nicht vollständig durch psychiatrische, neurologische oder Entwicklungsfaktoren erklärt werden.

selten sind, erfolgte eine Anpassung der Slick-Kriterien von Bianchini, Greve und Glynn (2005). Unlängst haben Rogers, Bender und Johnson (2011) wohl nicht zu Unrecht darauf aufmerksam gemacht, dass die originalen Kriterien die Schwelle für die Annahme einer (wenigstens möglichen)

Tabelle 5:
Diagnostische Sicherheit nach den Slick-Kriterien

Sicherheitsgrad der Feststellung vorgetäuschter kognitiver Störungen	Erfordernis
Sicher	Kriterien A, B1 und D müssen erfüllt sein.
Wahrscheinlich	Kriterien A und D sowie mindestens zwei der Kriterien B2-B6 oder eines der Kriterien B2–B6 und mindestens eines der Kriterien C1–C5 müssen erfüllt sein.
Möglich	a) Kriterien A und D sowie mindestens eines der Kriterien C1–C5 müssen erfüllt sein oder b) die Kriterien für eine sichere oder wahrscheinliche Vortäuschung sind erfüllt, aber Kriterium D ist nicht erfüllt.

Vortäuschung niedrig ansetzen, während sie für den Ausschluss einer alternativen Erklärung von Inkonsistenzen und Antwortverzerrungen eine hohe Schwelle vorgeben (Kriterium D).

4.3 Methodenüberblick

4.3.1 Einzelfallexperimentelle Beschwerdenvalidierung (Alternativwahlverfahren)

Alternativwahlverfahren kommt eine besondere Bedeutung zu

Alternativwahlverfahren kommt sowohl in der Geschichte der Beschwerdenvalidierung als auch für die praktische Diagnostik von negativen Antwortverzerrungen eine besondere Bedeutung zu. Mit ihrer Hilfe lässt sich bei besonders groben Vortäuschungsversuchen eine bewusste (gesteuerte) Manipulation des Antwortverhaltens nachweisen, sodass bei gleichzeitiger Bejahung eines sekundären Krankheitsgewinns und fehlenden überzeugenden alternativen Erklärungen eine Simulation mit hoher Beurteilungssicherheit festgestellt werden kann (Slick et al., 1999). Als einzelfallexperimenteller Versuch wurde die Technik zunächst für geltend gemachte sensorische Störungen entwickelt (z. B. Seh-, Hör- oder Sensibilitätsstörungen). Präsentiert wird eine Serie von Testitems, für die jeweils zwei Antwortmöglichkeiten zur Verfügung stehen (z. B. bei zu prüfendem Ausfall des Farbensehens: rot vs. grün; bei Hörverlust: hoher vs. tiefer Ton). Wenn der Proband die richtige Antwort nicht kennt, so muss geraten werden (sog. Zwangswahl, *forced choice*). Dieses Alternativwahlprinzip ermöglicht es, bei einer A-priori-Ratewahrscheinlichkeit von 50 Prozent das Antwortverhalten unter Zugrundelegung einer Binomialverteilung zu analysieren. Von Interesse sind dabei zunächst folgenden Möglichkeiten:

Kompletter Funktionsausfall?

a) Die Anzahl der richtig gelösten Items liegt im statistischen Zufallsbereich (i. d. R. mit einer Irrtumswahrscheinlichkeit von $p < 0,05$). Dies wäre kompatibel mit der Hypothese eines Totalausfalls der untersuchten Zielfunktion.
b) Die Anzahl der Richtigen liegt signifikant unterhalb des Zufallsbereichs, also unterhalb der Schwelle für reines Raten. Dies legt mit hoher Wahrscheinlichkeit nahe, dass die Zielfunktion nicht ausgefallen ist, sondern eine Antwortmanipulation erfolgt (falsche Antworten werden in Kenntnis der richtigen gegeben).
c) Die Anzahl der Richtigen liegt signifikant oberhalb des Zufallsbereichs, sodass mit hoher Wahrscheinlichkeit die Zielfunktion nicht komplett ausgefallen ist.

Präsentiert wird eine größere Anzahl von Stimuli – häufig werden hier 100 vorgeschlagen –, deren Reihenfolge vorab nach einem Quasizufalls-Schema festgelegt sein sollte (Kopiervorlage). Sodann kann anhand der Verteilungsfunktion geprüft werden, ob das Antwortverhalten mit der Hypothese eines kompletten Funktionsausfalls kompatibel ist (vgl. Tab. 6). Wenn richtung-

Tabelle 6:
Exakte kumulative Wahrscheinlichkeiten zur Hypothesenprüfung bei Alternativwahlverfahren mit 100 Einzelversuchen. Markiert sind die Schwellen für Antwortmuster bei reinem Raten (Unter-Zufall-Antworten), bei konventioneller Irrtumswahrscheinlichkeit von 5 Prozent.

Anzahl der richtigen Antworten (*k*)	Wahrscheinlichkeit (einseitige Fragestellung)	Wahrscheinlichkeit (zweiseitige Fragestellung)
50	0,540	1
49	0,460	0,920
48	0,382	0,764
47	0,309	0,617
46	0,242	0,484
45	0,184	0,368
44	0,136	0,271
43	0,097	0,193
42	0,067	0,133
Schwelle für Unter-Zufall-Antworten bei einseitiger Fragestellung		
41	0,044	0,089
40	0,028	0,057
Schwelle für Unter-Zufall-Antworten bei zweiseitiger Fragestellung		
39	0,018	0,035
38	0,010	0,021
37	0,006	0,012
36	0,003	0,006
35	0,002	0,004

weisende Vorinformation vorhanden ist, kann gezielt die Hypothese von Unter-Zufall-Antworten und damit statistisch einseitig geprüft werden. Eine Beispielrechnung und Hinweise auf die Verwendung von Rechenhilfen finden sich im Anhang.

Die Übertragung der einzelfallexperimentellen Strategie auf kognitive Störungen, namentlich auf Gedächtnisstörungen, erfolgte erstmals durch Pankratz (1983). Binder und Pankratz (1987) konnten bei einer 53-jährigen Patientin den Verdacht, dass mnestische Störungen vorgetäuscht wurden, zufallskritisch absichern. Diese ersten Arbeiten setzten eine Entwicklung in Gang, standardisierte Prozeduren zu nutzen, um negative Antwortverzerrungen in der neuropsychologischen Untersuchung beurteilen zu können. Den Anfang markierte ein Zahlengedächtnistest von Hiscock und Hiscock (1989), auf dessen Prinzip weitere, an anderer Stelle dargestellte Tests basieren.

Einzelfall-experimentelle Diagnostik

Durch einzelfallexperimentelle Anordnungen lassen sich auch geltend gemachte Ausfälle von semantischem und episodischem Gedächtnis auf ihre Authentizität prüfen. Dies ist dann von Bedeutung, wenn ein erheblicher retrograder Gedächtnisverlust bei fehlendem Nachweis einer stattgehabten Hirnschädigung die differenzialdiagnostische Fragestellung organische Amnesie vs. dissoziative Amnesie vs. vorgetäuschte Amnesie aufwirft. Beachtung hat dies beispielsweise im Kontext geltend gemachter tatbezogener Amnesien nach Straftaten gefunden, die nicht selten von Tatbeschuldigten als Schutzbehauptung vorgebracht werden (Denney, 1996; Peeters, van Oorsouw, Jelicic & Merckelbach, 2013; van Oorsouw & Merckelbach, 2010; neuere Überblicksarbeit von Giger, Merten & Merckelbach, 2012).

Eine weitergehende Darstellung von Alternativwahlverfahren in der straf- und zivilrechtlichen Begutachtung ist bei Giger und Merten (2009) zu finden. Eine Reihe von Fallbeispielen, anhand derer das experimentelle und statistische Procedere nachvollzogen werden kann, ist veröffentlicht worden, in deutscher Sprache beispielsweise der Fall einer geltend gemachten kompletten Akalkulie nach Schädel-Hirn-Trauma (Merten & Puhlmann, 2004).

Fallbericht

In einem jüngst veröffentlichten Fallbericht von Merten und Merckelbach (2013b) wurde dargelegt, wie solche einzelfallexperimentellen Anordnungen dann eingesetzt werden können, wenn bei komplett fehlenden aktuellen Lern- und Aufmerksamkeitsstörungen ein semantischer Gedächtnisverlust geltend gemacht wird. In einer solchen Konstellation erlauben die standardisierten BVT keine Klärung. Ein 20-jähriger Auszubildender hatte nach einem fraglichen, ungeklärten Schädigungsereignis einen vollständigen autobiografischen Gedächtnisverlust und den Verlust allen bisher angeeigneten Wissens geltend gemacht. Leistungen aus zwei attraktiven Versicherungsverträgen gestatteten ihm ein finanziell abgesichertes Leben bei einem Einkommen, das weit über dem lag, welches er auch nach erfolgreicher Beendigung seines Ausbildungsverhältnisses hätte erzielen können. Bei einer Begutachtung zur Überprüfung der Leistungspflicht zwei Jahre nach dem Ereignis gab er an, sich einen Teil des schulischen Wissens durch beharrliches Selbststudium und insbesondere durch kontinuierliche Nachhilfe durch die Verhaltenstherapeutin wieder angeeignet zu haben. Im Semantischen Altgedächtnisinventar von Schmidtke und Vollmer-Schmolck (1999) stellte sich jedoch heraus, dass er keinerlei Kenntnisse über die Märchenwelt der Gebrüder Grimm habe – soweit sei er in seinem Wissensneuerwerb noch nicht gekommen. In einem ad hoc entwickelten Alternativwahltest, der spezifisch auf diesen geltend gemachten Wissensverlust ausgerichtet war, löste der Proband lediglich 18 von 50 Aufgaben korrekt, was mit einer kumulativen Wahrscheinlichkeit von 0,033 unterhalb der Schwelle für reines Raten lag. Damit zeigte er mit hoher Sicherheit an, dass er die richtigen Antworten kannte und gezielt, absichtlich falsche Antworten lieferte (vgl. für diese Bewertung z. B. Iverson, 2003). Unter Berücksichtigung aller anderen verfügbaren Information und eines offenkundigen externalen Krankheitsgewinns musste entsprechend der Kriterien von Slick et al. (1999) definitiv das Vorliegen vorgetäuschter neurokognitiver Störungen gesehen werden.

4.3.2 Standardisierte Beschwerdenvalidierungstests und die Verwendung von empirisch ermittelten Grenzwerten

Standardisierte Testverfahren

Nach dem Schema der Alternativwahlverfahren wurden die ersten standardisierten Beschwerdenvalidierungstests konstruiert. Auf dem bereits erwähnten Zahlengedächtnistest von Hiscock und Hiscock (1989) basierend, wurde eine Reihe ähnlicher Verfahren vorgelegt, die sich lediglich in methodischen Details unterscheiden. Aus dieser Verfahrensgruppe für den deutschen Sprachraum verfügbar ist das Computerized Assessment of Response Bias (CARB) von Allen, Conder, Green und Fox (1997). Im Originaltest von Hiscock und Hiscock wird dem Probanden jeweils eine Ziffernreihe präsentiert, die er sich einprägen soll. Nach einem Warteintervall werden diese Ziffernreihe und ein Distraktor zur Auswahl gestellt; die korrekte Ziffernfolge ist durch den Probanden auszuwählen, bei fehlender Erinnerung muss geraten werden (vgl. Abb. 6). Andere standardisierte Verfahren verwenden Bild- oder sprachliches Material. Sie unterscheiden sich hinsichtlich des verwendeten Stimulusmaterials, der Itemzahl und der Art, wie die tatsächliche Leichtigkeit der Aufgaben zu verdecken versucht wird. In einigen Verfahren, wie zum Beispiel im Word Memory Test (Green, 2003), erfolgt zusätzlich zur Beschwerdenvalidierung im engeren Sinne

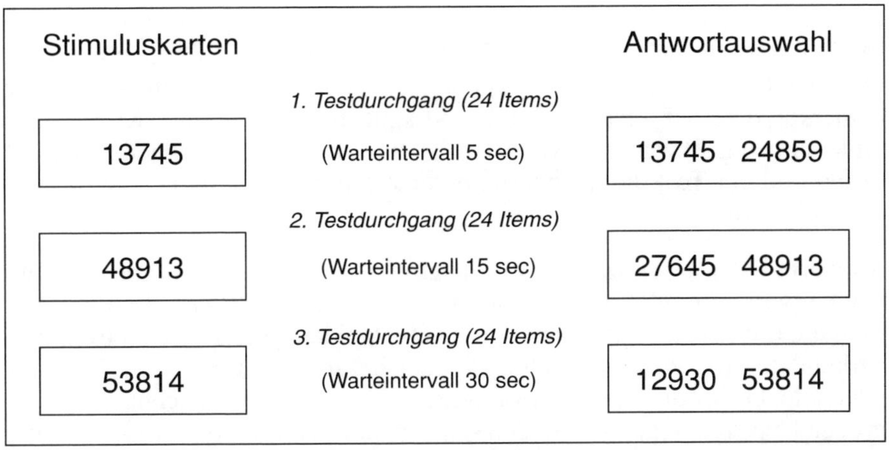

Abbildung 6:
Testprinzip des Digit Memory Test von Hiscock und Hiscock (1989)

eine Beurteilung von Gedächtnisleistungen unter verschiedenen Abrufbedingungen. Dadurch wird eine Profildarstellung ermöglicht, die ihrerseits einer Plausibilitätsprüfung unterzogen werden kann.

Antworten im Zufallsbereich

Antworten in einem Alternativwahlverfahren, die unterhalb der Schwelle reinen Ratens liegen, stellen eine extreme Variante negativ verzerrten Antwortverhaltens dar. Wegen der ausgesprochenen Leichtigkeit, die die meisten Aufgaben in BVT aufweisen, hat sich rasch herausgestellt, dass selbst Patienten mit authentischen kognitiven Störungen die Tests in der Regel perfekt oder nahezu perfekt zu lösen imstande sind. Aus diesem Grund stellen etwa Antwortmuster im Zufallsbereich, die eine komplette Abwesenheit einer Funktion (z. B. verbale Lernfähigkeit) anzeigen, dann einen gewichtigen Hinweis auf das Vorliegen von Antwortverzerrungen dar, wenn ein korrespondierendes klinisches Bild mit Gewissheit nicht vorliegt und/oder aus anderen Informationsquellen erkennbar wird, dass etwa das tatsächliche Funktionsniveau in Alltag oder Beruf inkompatibel mit einer solchen Erkrankung wäre. Die ausführliche Falldarstellung eines Arztes, der in der Untersuchung Testergebnisse erzielte, die bei Gültigkeit die Diagnose einer Demenz bedingt hätten, findet sich bei Merten (2010). Im ersten Durchgang des Test of Memory Malingering (Tombaugh, 1996) erreichte er Ergebnisse im Zufallsbereich, die gravierende Behaltensstörungen nahe gelegt hätten. Dem stand jedoch gegenüber, dass er eine detaillierte und geordnete Anamnese liefern konnte, zur selbständigen Lebensführung in der Lage war, allein weite Reisen unternahm, ein Kraftfahrzeug führte und weiterhin Patienten behandelte und auf Teilzeitbasis weiter zu behandeln beabsichtigte.

In diesem Zusammenhang von Interesse erscheint, dass der Test of Memory Malingering von seinem Autor (Tombaugh, 1996) zunächst als ein Instrument im Rahmen der Demenzdiagnostik entwickelt worden war, bis er bemerkte, dass der Test für eine Frühdiagnostik demenzieller Krankheitsbilder ungeeignet war, weil viele der Patienten die Aufgaben nahezu perfekt lösten und der Test damit innerhalb der Zielpopulation nicht ausreichend diskriminierte.

Antwortmuster unterhalb der Schwelle für reines Raten

Antwortmuster *unterhalb* der Zufallsgrenze stellen eine extreme Variante der Antwortmanipulation dar, Antwortmuster *im Zufallsbereich* sind, wenn sie nicht mit einem kompletten oder weitgehenden Ausfall der Zielfunktion verbunden sind, Widerspiegelung grober Verzerrungstendenzen. Weniger eklatante, besser dosierte Antwortverzerrungen werden jedoch nicht mit so groben Übertreibungen verbunden sein, für die das Risiko einer Entdeckung immerhin groß ist. Eine Person, die mit einem klar umschriebenen Ziel kognitive Störungen vortäuscht, wird eine größere Aussicht auf Erfolg haben, wenn sie dies nicht in extremer Weise tut. Damit wird ihr Antwortverhalten auch in den objektiv sehr einfachen Alternativwahltests *nicht* in den Bereich von Unter-Zufalls-Antworten und *nicht* in den Zufallsbereich fallen.

Empirische Grenzwerte

Aufgrund der ausgesprochenen Leichtigkeit, die reine Wiedererkennungsaufgaben mit einer Ratewahrscheinlichkeit von 50 Prozent für Gesunde und für viele Patienten mit realen kognitiven Leistungsausfällen aufweisen, lassen sich damit empirisch Grenzwerte bestimmen, deren Unterschreiten bereits auf negative Antwortverzerrungen hinweist. Wenngleich viele Patienten mit authentischen kognitiven Störungen tatsächlich in solchen Aufgaben oberhalb dieser Grenzwerte abschneiden, kann dies bei schweren authentischen Störungen anders sein. In einem solchen Fall würde ein Test falsch positiv ausfallen. Wegen der besonderen Bedeutung möglicher falsch-positiver Klassifikationen wird diese Problematik weiter unten in einem gesonderten Abschnitt diskutiert werden.

In Tabelle 7 finden sich die verschiedenen Stufen der Urteilssicherheit bei Alternativwahlverfahren zusammenfassend dargestellt. Abgeleitet wurden auch die Konsequenzen, die sich aus den entsprechenden Antwortmustern ergeben.

Ein Nachteil der Alternativwahlverfahren besteht in ihrer relativ leichten Durchschaubarkeit bzw. der leichten Identifizierbarkeit des Testprinzips durch einen Probanden nach eigener Informationssuche (etwa im Internet) oder nach Coaching. Damit wird potenziell die Sensitivität der Tests für die Erkennung negativer Antwortverzerrungen herabgesetzt. Andere Verfahren haben das Alternativwahlprinzip modifiziert, um solchen Tendenzen entgegenzuwirken. Zu diesen Verfahren gehören der Amsterdamer Kurzzeitgedächtnistest (AKGT; Schmand & Lindeboom, 2005: Mehrfachwahl von

Tabelle 7:
Unterschiedliche Sicherheitsgrade für die diagnostische Beurteilung in Alternativwahltests

Antwortmuster	Sicherheit der diagnostischen Beurteilung	Diagnostische Absicherung/ weiteres Procedere
Antworten signifikant unterhalb der Schwelle für reines Raten (Unter-Zufall-Antwortmuster)	Sichere Feststellung negativer Antwortverzerrungen	Trotz geringer Restwahrscheinlichkeit ($p < 0{,}05$) kann anhand anderer verfügbarer Informationsquellen und/oder weiterer Tests in der Regel ausgeschlossen werden, dass ein falsch-positives Ergebnis vorliegt (multimethodales Vorgehen).
Antworten im Zufallsbereich	Feststellung möglicher negativer Antwortverzerrungen; das Antwortmuster kann kompatibel mit *sehr schweren* authentischen kognitiven Störungen sein	Anhand anderer Informationsquellen (Aktenlage, psychischer Befund, Testprofil, Aktivitäten des täglichen Lebens, Bereiche unabhängiger Lebensführung) muss eine sorgfältige Prüfung erfolgen, ob eine authentische *sehr schwere* Störung vorliegt (z. B. amnestisches Syndrom, mittelschwere oder schwere Demenz).
Antworten oberhalb des Zufallsbereichs, aber unterhalb eines empirisch ermittelten Grenzwertes	Feststellung möglicher negativer Antwortverzerrungen; das Antwortmuster kann kompatibel mit authentischen kognitiven Störungen sein	Anhand anderer Informationsquellen (konvergente Beweislinien) muss eine Klärung erfolgen, ob es sich um ein richtig-positives oder falsch-positives Ergebnis handelt; diese Prüfung muss explizit, nachvollziehbar und überzeugend im Gutachten dargestellt werden.

drei Richtigen unter fünf) und der One-in-Five Test (Gubbay, o. J.: Wahl von einem Richtigen unter fünf; Ratewahrscheinlichkeit 80 %).

In Tabelle 8 finden sich wichtige Informationen zu verfügbaren Beschwerdenvalidierungstests zusammengefasst, die auf dem Prinzip des Alternativwahltests oder seiner Modifikationen beruhen.

4.3.3 Eingebettete Beschwerdenvalidierungsindikatoren

Eingebettete Indikatoren

Neben den Verfahren, die speziell zur Diagnostik der Beschwerdenvalidität entwickelt wurden, sind sogenannte eingebettete Indikatoren von Bedeutung. Hier handelt es sich um Variablen, die direkt aus neuropsychologischen Standardtests gewonnen werden können, häufig ohne zusätzlichen Untersuchungsaufwand. Für eine Reihe von Verfahren sind aber auch Er-

Tabelle 8:
Überblick über im deutschen Sprachraum verwendete standardisierte Beschwerdenvalidierungstests, die nach dem Prinzip der Alternativwahlverfahren oder daraus abgeleiteter Prinzipien entwickelt wurden

Name des Verfahrens (Abkürzung), Autoren	Verwendetes Testmaterial (Itemzahl)	Verlag	Vorteile des Verfahrens	Nachteile des Verfahrens
Aggravations- und Simulationstest (AST), Eberl & Wilhelm (2007)	Bilder, Wörter, Zahlen (70)	Mnemo-Verlag, Lüdenscheid	Deutsche Entwicklung; deutschsprachiges Handbuch; relativ preiswert	Eingeschränkte Datenlage zum Test; keine ausreichende unabhängige Validierung; durch die konsekutive Darbietung von Zielitem – Antwortabgabe wird die tatsächliche Leichtigkeit kaum verdeckt
Amsterdamer Kurzzeitgedächtnistest (ASTM, AKGT), Schmand & Lindeboom (2005)	Semantisch assoziierte Wörter (30)	PITS Verlag, Leiden NL	Originäres Testprinzip (3-aus-5-Wahl); daher erschwerte Durchschaubarkeit, erschwertes Coaching; deutschsprachiges Handbuch; ausführliche Validierung der deutschen Version; englische und niederländische Testversion vorhanden	Nicht anwendbar bei Probanden mit klinisch offenkundigen kognitiven Störungen; nur Computerversion verfügbar
Bremer Symptomvalidierung (BSV), Heubrock & Petermann (2000)	Objektabbildungen (100)	Pearson Assessment, Frankfurt/Main	Deutsche Entwicklung; deutschsprachiges Handbuch	Eingeschränkte Datenlage zum Test; keine ausreichende unabhängige Validierung; durch die konsekutive Darbietung von Zielitem – Antwortabgabe wird die tatsächliche Leichtigkeit kaum verdeckt

Tabelle 8:
Fortsetzung

Name des Verfahrens (Abkürzung), Autoren	Verwendetes Testmaterial (Itemzahl)	Verlag	Vorteile des Verfahrens	Nachteile des Verfahrens
Coin-in-the Hand Test, Kapur (1994)	Münzen (10)	Zeitschriftenveröffentlichung	Einfach und schnell durchführbar; kostenfreier Test; bettseitig durchführbar	Nur für die Untersuchung der Authentizität geltend gemachter sehr schwerer kognitiver Störungen; nur für sehr grobe Vortäuschungsversuche geeignet; leicht durchschaubar; eingeschränkte statistische Power
Computerized Assessment of Response Bias (CARB), Allen, Conder, Green & Cox (1997)	Ziffernfolgen (111)	Cognisyst, Durham NC	Test (Ziffernfolgen) auch bei geringen Sprachkenntnissen anwendbar	Kein deutsches Handbuch; keine veröffentlichten deutschsprachigen Arbeiten zu diesem Test; Test ist vermutlich einfach zu coachen
Medical Symptom Validity Test (MSVT), Green (2004)	Wörter (sehr leicht assoziierbare Wortpaare) (20)	Green's Publishing, Edmondon, Canada	Vereinfachte Version des WMT, zur Minimierung falsch-positiver Klassifikationen bei demenziellen Erkrankungen entwickelt; Profilabgleich möglich (Profil authentischer schwerer kognitiver Leistungsstörungen); validierte deutsche Version in die Computerversion integriert	Keine Papier-Bleistift-Version verfügbar; kein deutsches Handbuch

Tabelle 8:
Fortsetzung

Name des Verfahrens (Abkürzung), Autoren	Verwendetes Testmaterial (Itemzahl)	Verlag	Vorteile des Verfahrens	Nachteile des Verfahrens
Non-Verbal Symptom Validity Test (NV-MSVT), Green (2008)	Objektab-bildungen (10)	Green's Publishing, Edmondon, Canada	Figurales Material; Test bei Probanden mit eingeschränkten Deutschkenntnissen einsetzbar; Profilauswertung zur Plausibilitätsprüfung; Daten von Patienten mit demenziellem Syndrom verfügbar	Noch eingeschränkte empirische Studienlage; kein deutsches Handbuch
Test of Memory Malingering (TOMM), Tombaugh (1996)	Strichzeich-nungen von Objekten und Tieren (50)	Multi-Health Systems, North Tonawanda NY	Weltweit verbreiteter Test mit breiter empirischer Datenbasis; sehr gut validiert, zahlreiche Studien; sprachfreier Test; hohe Augenscheinvalidität; Computer- und Papier-Bleistift-Version verfügbar	Kein deutsches Handbuch; möglicherweise relativ reduzierte Sensitivität im Vergleich zu anderen Verfahren
Word Memory Test (WMT), Green (2003)	Paarweise assoziierbare Wörter (40)	Green's Publishing, Edmondon, Canada	Multilinguale Testversionen; deutsche Version in die Computerversion integriert; zahlreiche Vergleichsgruppen; Profilauswertung; Papier-und-Bleistift-Versionen für spezielle Kontexte verfügbar	Kein deutschsprachiges Handbuch; hohe Sensitivität bei möglicherweise reduzierter Spezifität

gänzungen, also zusätzliche Untertests, zur Beschwerdenvalidierung entwickelt worden.

Einen Überblick über wichtige Indikatoren liefert die Tabelle 9; weiter reichende Darstellungen sind insbesondere bei Boone (2007) und Larrabee (2007) zu finden. Diese Indikatoren sind in der Regel erst nach Veröffentlichung der Testverfahren entwickelt worden, sodass sich ihre Anwendung

Tabelle 9:
Auswahl eingebetteter Beschwerdenvalidierungsindikatoren

Testverfahren (Abkürzung)	Autoren	Validitätsindikatoren
Aufmerksamkeits-Belastungs-Test (d2 bzw. d2-R)	Brickenkamp (2002), Brickenkamp, Schmidt-Atzert & Liepmann (2010)	Buchstabenfehler, Doppelfehler
California Verbal Learning Test (CVLT, CVLT-II)	Delis, Kramer, Kaplan & Ober (2000); deutsche Version: Niemann, Sturm, Thöne-Otto & Willmes (2008)	Mehrere vorgeschlagene Indikatoren, u. a. verschiedene Diskriminabilitäts-Indizes, Anzahl richtiger Antworten im verzögerten freien Abruf
Complex Figure Test and Recognition Trial (RCFT-RT)	Meyers & Meyers (1995)	Ergänzung um einen speziellen Wiedererkennungs-Untertest; Profilanalyse und Analyse untypischer Fehler
Line Orientation Test (LOT)	Benton, Sivan, Hamsher, Varney & Spreen (1994)	Empirisch ermittelter Grenzwert
Trail Making Test (TMT)	Reitan (1996)	Verhältnis der Tempoleistungen von TMT-B und TMT-A
Verbaler Lern- und Merkfähigkeitstest (VLMT)	Rey (1958); deutsche Version: Helmstaedter, Lendt & Lux (2001)	Mehrere vorgeschlagene Indikatoren; Entwicklung eines zusätzlichen Alternativwahltests (AVLT-X)
Wechsler Intelligence Scale-Revised (WAIS-R)	Wechsler (1981)	Mehrere vorgeschlagene Indikatoren; Reliable Digit Span
Wechsler Memory Scale-Revised (WMS-R)	Wechsler (1987)	Mehrere vorgeschlagene Indikatoren; Rarely Missed Index; Reliable Spatial Span
Wisconsin Card Sorting Test (WCST)	Heaton, Chelune, Talley, Kay & Curtiss (1993)	Mehrere Indikatoren für suboptimales Leistungsverhalten

(z. B. vorgeschlagene Grenzwerte) auf die jeweilige Originalliteratur und auf zusammenfassende Darstellungen wie in den beiden genannten Sammelwerken stützen muss. Eine deutschsprachige Zusammenstellung mit Angabe der jeweiligen Primärliteratur wird auch bei Schellig, Drechsler, Heinemann, Schächtele und Sturm (in Druck) zu finden sein.

Reliable Digit Span

Besondere Verbreitung fand die erstmals von Greiffenstein, Baker und Gola (1994) vorgeschlagene Reliable Digit Span (RDS), die eine große Zahl empirischer Studien hervorgebracht hat. Die RDS wird aus den Ergebnissen des Untertests Zahlennachsprechen der Wechsler-Intelligenztests oder der Wechsler-Gedächtnisskalen gewonnen. Sie ergibt sich aus der Anzahl der Ziffern der längsten Ziffernreihe, die durch einen Probanden in *beiden* Versuchen korrekt (reliabel) vorwärts nachgesprochen werden konnte, und der Anzahl der Ziffern der längsten Ziffernreihe, die korrekt in *beiden* Versuchen rückwärts wiederholt wurde. Unterschreitet die RDS einen Grenzwert, so gilt dies als Indikator für ein mögliches suboptimales Antwortverhalten.

So schnell und einfach die Berechnung auch erfolgt, so häufig wird sie zunächst von Testanwendern nicht verstanden, sodass sich ein Beispiel für die Bestimmung der RDS anschließt (vgl. Tab. 10).

In ähnlicher Weise wurde später von Ylioja, Baird und Podell (2009) die Verwendung einer Reliable Spatial Span vorgeschlagen, die sich aus den Ergebnissen der Blockspanne ergibt.

Complex Figur Test

Eine anderer Ansatz, der Beachtung verdient, beruht auf der Erweiterung und umfassenden Normierung des Rey Complex Figure Test (Osterrieth,

Tabelle 10:
Beispiel für die Berechnung der Reliable Digit Span (RDS) nach Greiffenstein et al. (1994), die analog für die Reliable Spatial Span angewandt wird

Ein Proband wiederholt vorwärts		Der gleiche Proband wiederholt rückwärts	
1-3-7 4-8-5	*beide korrekt*	3-8 7-4	beide korrekt
3-7-4-6 1-5-8-7	nur erste Reihe korrekt	3-1-9 7-4-5	nur erste Reihe korrekt
2-1-5-9-3 2-3-6-9-4	nur zweite Reihe korrekt	1-3-9-2 6-4-8-1	*beide korrekt*
6-9-4-3-5-7 7-4-1-9-3-5	keine Reihe korrekt	3-1-8-5-4 7-4-2-9-6	keine Reihe korrekt
Abbruch des Zahlennachsprechens vorwärts		Abbruch des Zahlennachsprechens rückwärts	
Die RDS ergibt sich damit als Summe aus 3 (vorwärts) und 4 (rückwärts), beträgt also 7.			

1945), eines weltweit sehr verbreiteten Verfahrens zur Erfassung visuokonstruktiver Funktionen und des figuralen Gedächtnisses, durch Meyers und Meyers (1995). Eine eingebettete Validitätsprüfung (vgl. Abb. 7) beruht zum einen auf einer Fehleranalyse. Dazu wird die Anzahl zweier ungewöhnlicher, unter Patienten mit authentischen Gedächtnisstörungen nur selten beobachtbarer Fehlertypen in einem neu konzipierten Wiedererkennungs-Subtest ausgewertet. Zum anderen wird das Gedächtnisprofil über drei Abrufdurchgänge hinweg analysiert – freie Reproduktion nach drei Minuten (unmittelbar), freie Reproduktion nach 30 Minuten (verzögert), Wiedererkennung (vgl. auch Blaskewitz, Merten & Brockhaus, 2009). Ein ungewöhnliches Profil liegt etwa dann vor, wenn sich die Leistungskurve nach unten neigt, also die unmittelbare freie Reproduktion besser als die verzögerte freie Reproduktion und diese wiederum besser als die Wiedererkennung ausfällt. Eine erhöhte Anzahl untypischer Fehler in der Wiederer-

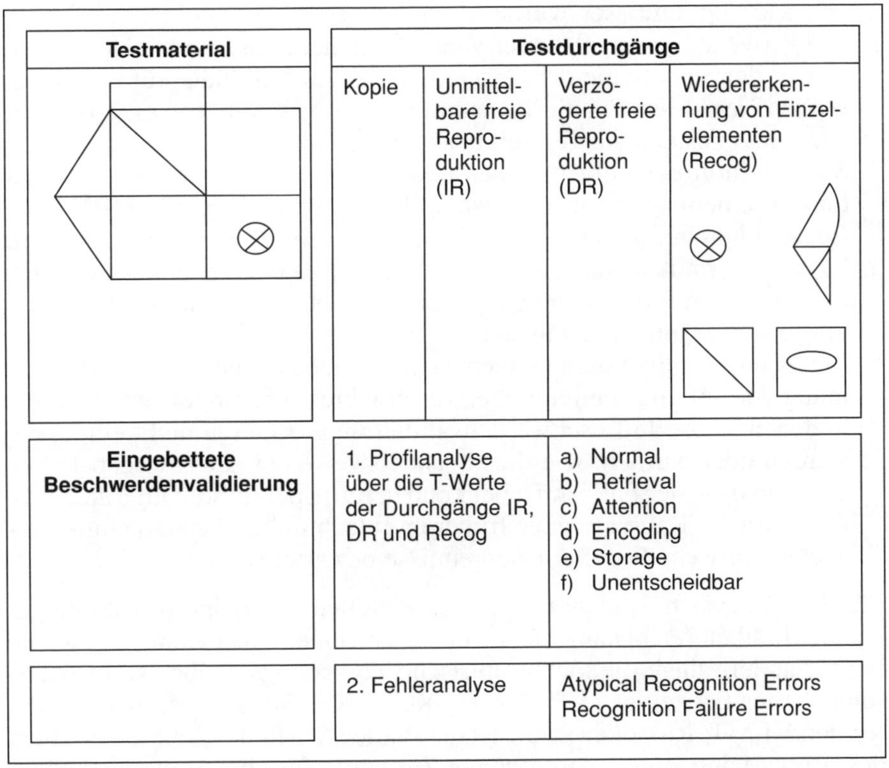

Abbildung 7:
Darstellung des Testprinzips und der eingebetteten Beschwerdenvalidierung beim Rey Complex Figure Test and Recognition Trial von Meyers und Meyers (1995). Abgewandelte Darstellung des Testmaterials

kennung und ein ungewöhnliches Profil über die Abrufbedingungen (namentlich die Profiltypen *Attention, Encoding* und *Storage*) sind Indikatoren für eine mögliche suboptimale Testmotivation.

4.3.4 Vergleich standardisierter Beschwerdenvalidierungstests und eingebetteter Parameter

Vor- und Nachteile eingebetteter Validitätsparameter

Eingebetteten Parametern kommt eine wachsende Rolle in der aktuellen Literatur zur Beschwerdenvalidierung zu. Ihre größten Einschränkungen liegen darin, dass zum einen die erreichte Klassifikationsgüte in der Regel nicht an die gut entwickelter eigenständiger BVT heranreicht. Zum anderen ist aufgrund ihrer Einbettung in Instrumente für die tatsächliche Funktionsmessung zu erwarten, dass falsch-positive Ergebnisse häufiger auch bei Kombination mehrerer Indikatoren auftreten. Eingebettete Parameter weisen aber auch unzweifelhaft Vorteile auf, wie von Greve und Bianchini (2009) wie folgt umrissen wurde:

1. Die Verwendung eingebetteter Validitätsindikatoren erlaubt eine Verbesserung der Sensitivität der Gesamtheit der zur Validitätsprüfung eingesetzten Verfahren für die Erkennung negativer Antwortverzerrungen, ohne dass zusätzliche Testzeit beansprucht wird.
2. Sie liefern direkt Informationen über die Validität der gezeigten Leistung in einem spezifischen Test, während für eigenständige BVT der Rückschluss auf die Ungültigkeit eines Testprofils nur indirekt erfolgt.
3. Es ist zu vermuten, dass sie weniger anfällig gegenüber einem gezielten Coaching von Probanden oder gegenüber einer selbständigen Vorbereitung auf die Untersuchung sind.
4. Eingebettete Indikatoren können auch in solchen Kontexten zur Bestimmung der Validität individueller Testergebnisse herangezogen werden, in denen spezielle Beschwerdenvalidierungsverfahren nicht eingesetzt werden oder wurden, wie dies beispielsweise bei einer retrospektiven Datenanalyse der Fall ist. Dabei können retrospektiv sowohl Einzelprofile, etwa im Rahmen einer früheren gutachtlichen Untersuchung, als auch empirische Forschungsergebnisse bewertet werden.

Eingebettete Indikatoren oft nicht ausreichend validiert

Für den deutschen Sprachraum ist festzustellen, dass eine Anzahl eingebetteter Indikatoren bislang nicht Gegenstand einer Untersuchung gewesen ist, für andere liegen jedoch empirische Forschungsergebnisse in unterschiedlicher Breite vor (z. B. für den RCFT-RT: Blaskewitz, et al., 2009; für den VLMT: Rüsseler, Brett, Klaue, Sailer & Münte, 2008). Aus Sicht des Autors kann zum gegenwärtigen Zeitpunkt für eine umfassende neuropsychologische Begutachtung empfohlen werden, den Einsatz eigenständiger BVT mit der Auswertung ausgewählter eingebetteter Indikatoren zu kombinieren.

4.3.5 Darstellung und Bewertung ausgewählter Einzeltests

Im Folgenden soll eine Auswahl im deutschen Sprachraum häufig eingesetzter Verfahren etwas näher dargestellt werden. Bei der Auswahl wurde berücksichtigt, dass möglichst verschiedenartige Testansätze Darstellung finden sollten. Für weiterreichende Beschreibungen, die den Rahmen dieses Bandes sprengen würden, kann aus dem deutschen Sprachraum auf eine umfassende und kritische Darstellung von Henry (2009) sowie auf ausführliche Testrezensionen im zweiten Band des *Handbuchs neuropsychologischer Testverfahren* (Schellig et al., in Druck) verwiesen werden. Aus Gründen des Testschutzes werden im Weiteren keine empirischen Grenzwerte mitgeteilt.

4.3.5.1 Der Fifteen Item Test

Der Fifteen Item Test von Rey (FIT, Rey, 1958) ist nicht nur einer der ersten standardisierten Tests zur Identifizierung von Antwortmanipulationen in einer Testuntersuchung, sondern nach einschlägigen Erhebungen auch in der Gegenwart einer der am häufigsten eingesetzten BVT. Dies ist vermutlich darauf zurückzuführen, dass er schnell und kostenfrei in der Durchführung, schnell und einfach in der Auswertung ist. Er verwirklicht das Prinzip der verdeckten Leichtigkeit. Dem Probanden wird für 10 Sekunden eine Tafel mit 15 Zeichen präsentiert, die er sich einprägen soll und die direkt im Anschluss daran auf ein Blatt Papier aus dem Gedächtnis zu reproduzieren sind (vgl. Abb. 8).

A	B	C
1	2	3
a	b	c
○	□	Δ
I	II	III

Abbildung 8:
Vorlage für den Fifteen Item Test

Ausgewertet wird die Anzahl der richtigen Zeichen, unabhängig von der Position in der Wiedergabe. Wenn sie einen bestimmten Grenzwert unterschreitet, so ist dies ein Hinweis auf eine eingeschränkte Leistungsbereitschaft im Test.

Fifteen Item Test nicht als einzigen BVT einsetzen

Nachdrücklich muss davor gewarnt werden, den FIT als alleinigen BVT zur Diagnostik der Beschwerdenvalidität einzusetzen. Der Test ist in hohem Maße durchschaubar und verfälschungsanfällig. Da er eine unzureichende Sensitivität und Spezifität für die Erkennung negativer Antwortverzerrungen aufweist, ist er nicht geeignet, mit ausreichender Gewissheit die Validität der Testergebnisse zu unterstützen oder zurückzuweisen (vgl. dazu auch Henry, 2009; Blaskewitz, Testrezension in Schellig et al., in Druck). Wo dies getan wird, wird letztlich auch dem Autor des FIT Unrecht getan, der ausdrücklich davor gewarnt hatte, eine so weit reichende Schlussfolgerung wie die einer möglichen Testmanipulation auf der Grundlage eines einzelnen Tests zu treffen, und stattdessen die Berücksichtigung multipler Variablen empfahl. Zudem, so Rey (1958) weiter, müssten die verschiedensten Testresultate in Beziehung zur Problemkonstellation des Einzelfalls, zu Persönlichkeitsaspekten und zur Motivationslage gesetzt werden. Für eine ausführliche Darstellung und Diskussion der von Rey vorgeschlagenen Strategien zur Erkennung vorgetäuschter kognitiver Störungen kann im Übrigen auch auf Frederick (2002) verwiesen werden.

Einen Platz kann das Verfahren aus heutiger Sicht am Anfang einer umfassenden Testbatterie, in die mehrere Validitätsprüfungen integriert sind, finden. Auch zur Diagnostik bei sehr groben Vortäuschungsversuchen, die häufig bereits auf klinischer Ebene imponieren, ist seine Verwendung nach wie vor sinnvoll. Über diesen Einsatz hinaus ist jedoch festzustellen, dass es nicht besser ist, den FIT als alleiniges Instrument einzusetzen, als gar keine Beschwerdenvalidierung vorzunehmen (und dies entsprechend auszuweisen und gegebenenfalls zu begründen).

4.3.5.2 Der Test of Memory Malingering

Der von Tombaugh (1996) entwickelte TOMM ist einer der am weitesten verbreiteten und am besten untersuchen BVT. In einem ersten Testdurchgang werden 50 Schwarz-Weiß-Zeichnungen von Objekten und Tieren präsentiert, die nach dem Alternativwahlprinzip wiederzuerkennen sind. Dieser erste Testdurchgang wird üblicherweise nicht ausgewertet, weil sich hier noch authentische Gedächtnisstörungen auf die Leistung auswirken können. Eine Ausnahme ist dann gegeben, wenn bereits in diesem Durchgang ein Antwortmuster unterhalb der Schwelle für reines Raten oder im Zufallsbereich ermittelt wird. Ansonsten werden für die Beschwerdenvalidierung die Anzahl der Richtigen in den Durchgängen 2 und 3 ausgewertet (vgl. Abb. 9). Dazu sind im Handbuch empirische Grenzwerte angegeben.

Die tatsächliche Schwierigkeit der Aufgabe, die eine hohe Augenscheinvalidität aufweist und aus diesem Grund durch Probanden leicht überschätzt wird, ist sehr gering. Kinder im frühen Schulalter können den Test bereits perfekt oder nahezu perfekt bearbeiten (Blaskewitz, Merten, & Kathmann, 2008; Constantinou & McCaffrey, 2003). Die Gefahr von Falsch-positiv-Klassifikationen ist bei Kindern mit Intelligenzminderung (MacAllister, Nakhutina, Bender, Karantzoulis & Carlson, 2009) sowie Probanden mit mittelschweren und schweren erworbenen Hirnfunktionsstörungen, wie etwa einer fortgeschrittenen Demenz, gegeben (z. B. Rudman, Oyebode, Jones & Bentham, 2011), während das Vorliegen von Depression und Angst die Leistung im TOMM selbst bei älteren Personen nicht negativ beeinflusst (Ashendorf, Constantinou & McCaffrey, 2004).

TOMM ist resistent gegenüber depressiven Störungen

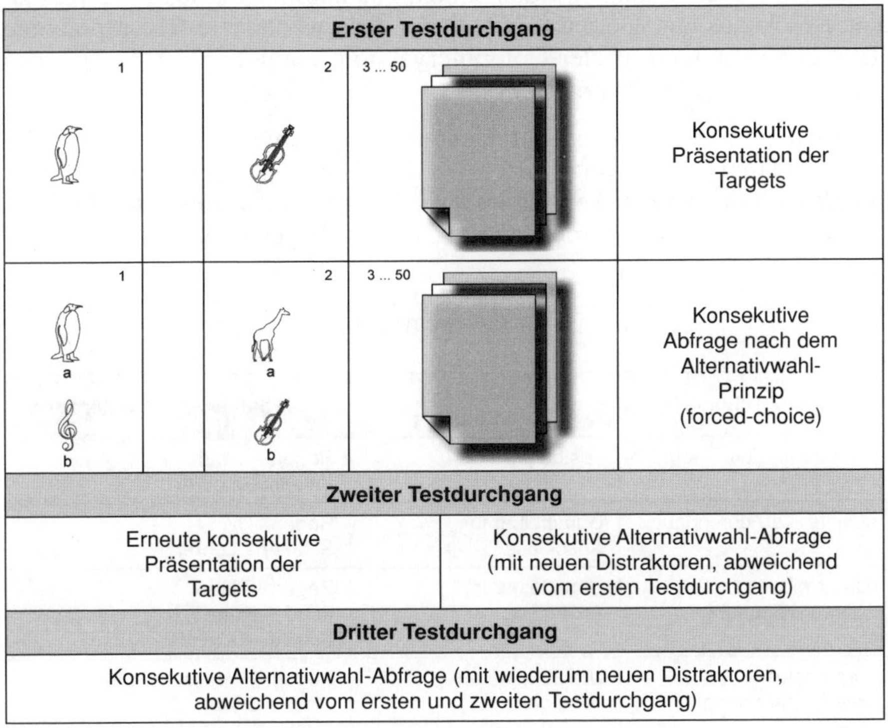

Abbildung 9:
Darstellung des Aufbaus des Test of Memory Malingering

1. Durchgang der TOMM als Screening

In der jüngeren Literatur wird vorgeschlagen, dass bereits der erste Testdurchgang allein als Screening für suboptimales Leistungsverhalten ausgewertet werden kann. Mögliche diskutierte Grenzwerte müssen deutlich unter den Cutoffs für die Durchgänge 2 und 3 liegen (Bauer, O'Bryant, Lynch, McCaffrey & Fisher, 2007; Horner, Bedwell & Duong, 2006; O'Bryant, Engel, Kleiner,

Vaterling & Black, 2007). Ebenfalls aus jüngerer Zeit stammen Vorschläge, analog zum Word Memory Test und ähnlichen Verfahren auch für den TOMM Konsistenzparameter zu bestimmen, die den Grad der Übereinstimmung zwischen den drei Testdurchgängen widerspiegeln und als gesonderte Validitätsvariablen zu betrachten sind (Davis, Ramos, Sherer, Bertram & Wall, 2009).

4.3.5.3 Der Word Memory Test

WMT kombiniert Beschwerdenvalidierung mit Gedächtnisdiagnostik

Der erste Test, der eine Beschwerdenvalidierung nach dem Schema der Alternativwahl mit tatsächlichen Gedächtnistests kombinierte, war der Word Memory Test (WMT) von Green (2003; Green, Allen & Astner, 1995). Das Testmaterial besteht aus leicht assoziierbaren Wortpaaren, die zunächst zu erlernen sind und deren Konstituenten sodann im Zwangswahlverfahren wiedererkannt werden sollen. Die autorisierte deutsche Version von Brockhaus und Merten (2004) findet sich, wie andere fremdsprachige Testversionen auch, in der Computerversion integriert. Der Aufbau des Tests ist in Tabelle 11 dargestellt.

Neben den beiden primären Durchgängen zur Beschwerdenvalidierung, der unmittelbaren und der verzögerten Wiedererkennung, wird als dritter Parameter auch die Antwortkonsistenz zwischen den Antworten eines Probanden in diesen beiden Durchgängen bestimmt. In jüngerer Zeit wird beim

Tabelle 11:
Aufbau des Word Memory Test von Green (2003)

Testdurchgang	Zeitpunkt der Durchführung	Fiktives Beispielitem
Erster Lerndurchgang	Testbeginn	Regen – Wind Schüler – Lehrer
Zweiter Lerndurchgang	Unmittelbar im Anschluss	Regen – Wind Schüler – Lehrer
Unmittelbare Wiedererkennung	Unmittelbar im Anschluss	Regen – Hagel Wind – Sturm Schule – Schüler
Verzögerte Wiedererkennung	Um 30 Minuten verzögert	Regen – Wetter Wind – Orkan Tafel – Schüler
Mehrfachwahl	Unmittelbar im Anschluss	Schirm Haus Regen Niesel Herbst Maus Schnee
Paarassoziationen	Unmittelbar im Anschluss	Regen – ? Schüler – ?
Verzögerter freier Abruf	Unmittelbar im Anschluss	(freier Abruf ohne Abrufhilfe)
Weiter verzögerter freier Abruf	Um 20 Minuten verzögert	(freier Abruf ohne Abrufhilfe)

Word Memory Test und den aus ihm abgeleiteten Verfahren (dem Medical Symptom Validity Test und dem Nonverbal Symptom Validity Test) zusätzlich eine Plausibilitätsanalyse über die einzelnen Testdurchgänge hinweg durchgeführt, ähnlich wie dies weiter oben für den RCFT-RT dargestellt wurde. Eine Besonderheit des WMT liegt darin, dass für die individuelle Profilanalyse eine Vielzahl von unterschiedlichen Vergleichsprofilen zur Verfügung steht, von denen eine für den Einzelfall relevante Auswahl in der Computerauswertung abgerufen wird. Ein Testprofil, wie es die Auswertung erzeugt, findet sich beispielhaft in Abbildung 10 dargestellt.

Profilanalyse

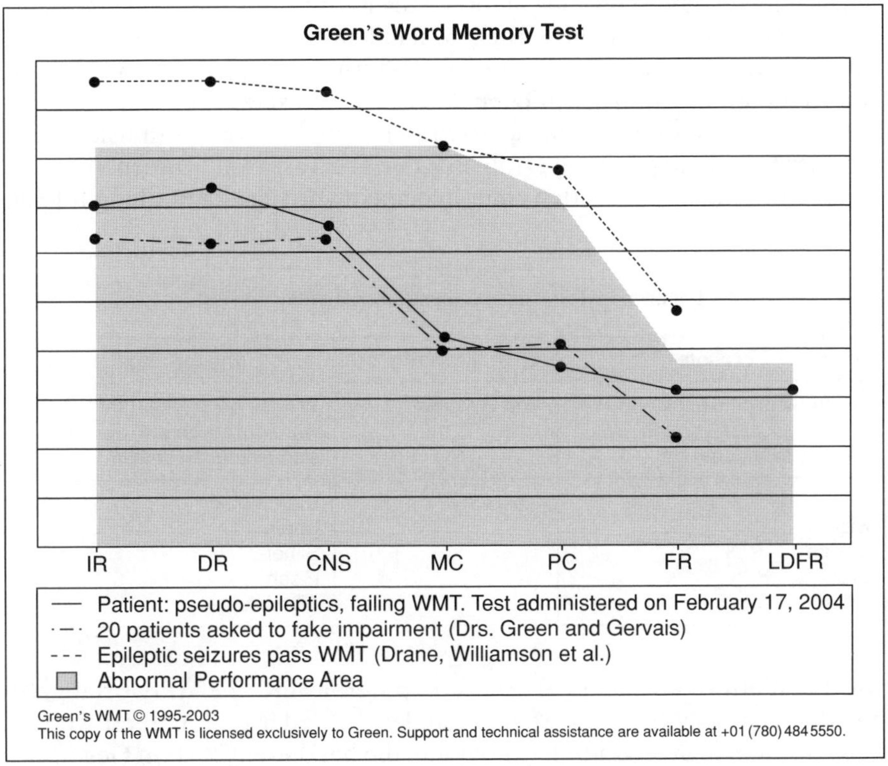

Abbildung 10:

Profilausdruck des Word Memory Test. Abdruck mit freundlicher Genehmigung von Dr. P. Green, Edmonton. Auf der Abszisse aufgetragen sind die Testvariablen IR (unmittelbare Wiedererkennung), DR (verzögerte Wiedererkennung), CNS (Konsistenz zwischen IR und DR), MC (Mehrfachwahl), PA (Paarassoziation), FR (freier Abruf), LDFR (verzögerter freier Abruf). Auf der Ordinate sind die individuellen Testwerte einer Person aufgetragen. Die Kurven zeigen das Testprofil eines Patienten mit nicht epileptischen Anfällen an und im Vergleich das mittlere Profil von Patienten mit nicht epileptischen Anfällen, die im Test unauffällig abschneiden (obere Kurve) und das mittlere Profil einer Gruppe experimenteller Simulanten (untere Kurve). Je nach individuellem Testprofil werden unterschiedliche Vergleichsprofile für die Interpretation herangezogen.

Anzumerken ist, dass der Anwender der hier genannten Verfahren wie auch anderer im englischsprachigen Raum veröffentlichter BVT über eine ausreichende Sprachkenntnis verfügen muss, da die Handbücher und die von den entsprechenden Computerprogrammen gelieferten Auswertungen in der Regel nicht deutschsprachig vorliegen.

4.3.5.4 Der Amsterdamer Kurzzeitgedächtnistest

Beim Amsterdam Short-Term Memory Test (ASTM) bzw. Amsterdamer Kurzzeitgedächtnistest (AKGT) von Schmand und Lindeboom (2005), für den eine niederländische, eine autorisierte englischsprachige und eine deutsche Version veröffentlicht vorliegen, handelt es sich um einen sorgfältig konstruierten Test, der ein originäres Testprinzip mit Mehrfachwahl von drei richtigen aus fünf möglichen Antworten umsetzt (vgl. Tab. 12). Zu beachten ist, dass eine zufallskritische Prüfung der Antwortmuster nicht nach der Binomialverteilung erfolgen kann. Die Testwerte würden vielmehr bei rein zufälligem Antworten einer hypergeometrischen Verteilung folgen.

Tabelle 12:
Testprinzip des Amsterdamer Kurzzeitgedächtnistests

Lernliste	Distraktoraufgabe	Antwortabgabe
Lesen Sie sich die folgenden Wörter langsam vor und prägen Sie sich dabei ein.	Wie viel sind ...?	Welche drei dieser fünf Wörter waren unter denen, die Sie sich einprägen sollten?
Eisen Blei Chrom Zink Silber	37 + 45 =	Blei Kupfer Silber Eisen Aluminium

Amsterdamer Kurzzeitgedächtnistest nicht für Probanden mit klinisch offenkundigen kognitiven Störungen geeignet

Die Darbietung des Tests erfolgt computerbasiert, die Antwortabgabe mündlich, sodass die Antworten durch den Testleiter protokolliert werden müssen. Neben Unter-Zufall-Antworten, die bei diesem Test im Gegensatz zu anderen Verfahren deutlich seltener auftreten, ist für die Antwortabgabe ein empirisch ermittelter Grenzwert ausschlaggebend, bei dessen Unterschreitung der Verdacht auf suboptimales Leistungsverhalten besteht. Eine Besonderheit dieses Tests liegt darin, dass er bekanntermaßen nicht für Probanden mit klinisch offenkundigen kognitiven Störungen geeignet ist, wenn falsch-positive Testergebnisse vermieden werden sollen. Dies wird durch die Testautoren wie folgt beschrieben:

> Mit „klinisch offenkundigen Störungen" sind Symptome gemeint, die bereits im ungezwungenen Kontakt mit dem Patienten oder während der Anamneseerhebung offensichtlich werden, ohne dass standardisierte

Leistungstests zur Sichtbarmachung dieser Störungen notwendig sind. Solche klinisch offenkundigen Störungen sind Verhaltensäußerungen, wie sie beispielsweise unschwer bei Patienten mit amnestischen Syndromen oder einer Demenz beobachtet werden können, wenn etwa immer wieder das gleiche erzählt wird, Angaben nicht gemacht werden können, die die jüngere Vergangenheit der Person selbst betreffen, oder im Gespräch kein Bezug zu einem vorangegangenen Thema hergestellt werden kann ... (S. 41)

Für Probanden ohne klinisch offenkundige kognitive Störungen wurde ein Grenzwert so festgelegt, dass eine Optimierung des Verhältnisses von Sensitivität und Spezifität des Verfahrens erreicht wurde. In Abbildung 11 sind die im Manual angegebenen Vergleichswerte wiedergegeben, die unterschiedliche Patienten- und Kontrollgruppen im AKGT erzielten.

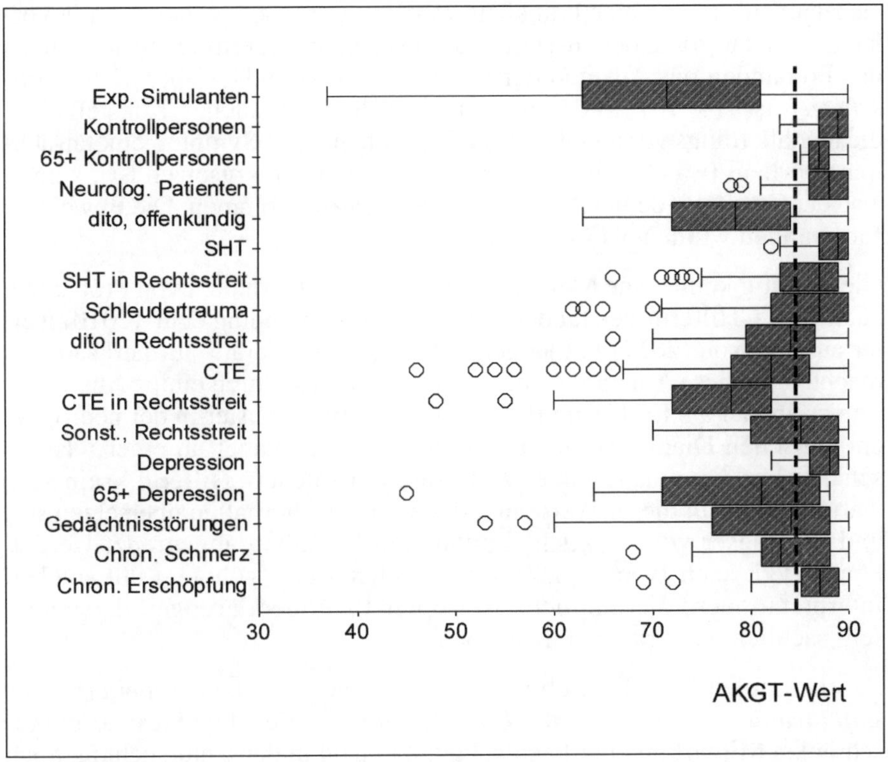

Abbildung 11:
Zusammenstellung der Ergebnisse im Amsterdamer Kurzzeitgedächtnistest für verschiedene Gruppen von experimentellen Simulanten, gesunden Kontrollpersonen, Patienten und Gutachtenprobanden. Abkürzungen: SHT: Schädel-Hirn-Trauma; CTE: chronische toxische Enzephalopathie (aus Schmand & Lindeboom, 2005. © PITS Verlag, Leiden. Abdruck mit freundlicher Genehmigung)

4.4 Darstellung und Interpretation der Ergebnisse

Bereits auf der Ebene der Ergebnisdarstellung sind einige Besonderheiten zu berücksichtigen, die im Zusammenhang mit der Beschwerdenvalidierung immer wieder in der internationalen Literatur diskutiert werden. Dies ergibt sich aus dem Konflikt zwischen der Transparenz, die ein Gutachten sowohl für den Auftraggeber als auch für die untersuchte Person aufweisen soll, und dem Testschutz. Diese Problematik wird in Kapitel 5.3 ausführlicher diskutiert werden.

Im deutschen Sprachraum gibt es bislang nur wenige Erörterungen zu der Frage, wie sich eine fehlende Kooperativität während der Begutachtung in der konkreten gutachtlichen Beurteilung niederschlägt. Dreßing, Widder und Foerster (2010) wiesen darauf hin, der Gutachter könne bei auffälligen Ergebnissen in Beschwerdenvalidierungstests ausführen, „dass zwar davon auszugehen ist, dass eine krankheitswertige neurotische Symptomatik vorhanden ist, aufgrund der zusätzlich nachweisbaren Übertreibungstendenzen des Probanden das Ausmaß der tatsächlichen Krankheit aber *nicht abzuschätzen* ist" (S. 167; kursiv im Original). In einer solchen Konstellation, die hier allerdings voraussetzt, dass eine authentische Symptomatik tatsächliche vorliegt (was häufig nicht ohne Weiteres vorauszusetzen ist), könnte also der Gutachter dennoch zu einem *„non liquet"* kommen. Die Beweisanforderungen würden also verfehlt.

Hilferuf als nicht wissenschaftlich basiertes Konzept

Gleichzeitig könne eine Manipulation im Antwortverhalten von Probanden auch als ein Hilferuf verstanden werden, führten Dreßing et al. (2010) weiter aus. Iverson (2012) hat jedoch zuletzt kritisch darauf aufmerksam gemacht, dass diese Annahme eines *cry for help* zwar durch einige Anwender immer wieder als Erklärung für auffällige Antwortmuster in der neuropsychologischen Diagnostik herangezogen würde, es aber an einer wissenschaftlichen Grundlage fehle, was exakt ein solcher „Hilferuf" sein soll, warum er sich in dieser Weise in unkooperatives Verhalten übersetzen soll und wie dieser von wirklich simulativem Verhalten abgegrenzt werden könne (vgl. auch Iverson, 2006). Es erscheint also geboten, mit solchen Interpretationen, die möglicherweise nur Pseudoerklärungen darstellen, sehr sachlich und kritisch umzugehen.

Gutachtenmängel basieren häufig auf unzureichenden rechtlichen Kenntnissen

Zu klären bleibt letztlich, ob und unter welchen Umständen *bei erfolgter Aufklärung und informierter Einwilligung* eine nachgewiesene eingeschränkte Mitwirkung der begutachteten Person in der Untersuchung noch eine Gesamtbeurteilung zu ihren Gunsten zulässt. Dies wird letztlich davon abhängen, ob den beweisrechtlichen Anforderungen Rechnung getragen werden kann, also etwa ob bei Erfordernis eines Vollbeweises aus anderen

Informationsquellen überzeugend der Nachweis einer Krankheit (bzw. psychischen Störung) ohne vernünftigen Zweifel erbracht werden kann. Hier sollte immer auf die Besonderheiten des Einzelfalls abgestellt werden, gleichzeitig sind jedoch sehr hohe Anforderungen an eine überzeugende und für den Auftraggeber des Gutachtens nachvollziehbare Argumentation zu stellen. Dazu ist auch vom Gutachter ein hohes Maß an Kenntnissen auf juristischem Gebiet erforderlich, wenn gravierende gutachtliche Fehler, die u. U. ein sachlich richtiges Gutachten wertlos machen können, vermieden werden sollen (vgl. Kater, 2008). Hier liegen nach Einschätzung des Autors gegenwärtig die stärksten Begrenzungen neuropsychologischer Gutachten, gleichzeitig aber auch ihr größtes Entwicklungspotenzial.

Die Interpretation von Testergebnissen losgelöst von allen anderen zur Verfügung stehenden Informationen verbietet sich und wäre mit einem hohen Fehler behaftet. In dieser Hinsicht unterscheidet sich die Interpretation von Ergebnissen in BVT nicht von der in anderen psychodiagnostischen Verfahren. Erinnert sei an Vanderploegs (1994) unumstößliche, wenngleich immer wieder einmal missachtete Feststellung:

> In and of itself, testing is not capable of answering questions and requires minimal clinical expertise other than the correct administration and scoring of test instruments. Testing is a tool that may be utilized during a neuropsychological assessment as one source of information. However, a proper evaluation ultimately rests on much more than test results.[1] (S. 2)

Eine sachgerechte Interpretation muss immer unter Einbeziehung aller dem Diagnostiker verfügbaren Information vorgenommen werden, wenn sie verantwortungsbewusst und sachlich korrekt vorgenommen werden soll. Dazu ist für Bewertung der Testergebnisse unter Würdigung aller im diagnostischen Prozess verfügbaren Informationen auch zu klären, ob es sich bei den Ergebnissen von BVT um falsch-positive oder falsch-negative Testwerte handeln kann.

Für die Interpretation ist es wichtig zu beachten, dass auffällige Ergebnisse in der Beschwerdenvalidierung niemals unkritisch direkt als Beleg für eine *Simulation* gewertet werden können. Ebenso wichtig ist die Einschränkung,

---

1 An und für sich kann man mit Tests keine Fragen beantworten. Testdiagnostik erfordert, über die richtige Anwendung und Auswertung der Testverfahren hinausgehend, ein Mindestmaß an klinischer Expertise. Testanwendungen stellen ein Hilfsmittel dar, das im Rahmen einer neuropsychologischen Diagnostik als *eine* Informationsquelle herangezogen werden kann. Eine fachgerechte Beurteilung muss sich aber letzten Endes auf sehr viel mehr als auf Testergebnisse stützen.

Unauffällige Werte in Beschwerdenvalidierungstests beweisen keine volle Anstrengungsbereitschaft

dass unauffällige Resultate in BVT nicht mit einer *vollen* oder *uneingeschränkten* Anstrengungsbereitschaft in der Untersuchung gleichzusetzen sind (Iverson, 2006). Die Leichtigkeit der Aufgaben bedingt es, dass gut leistungsfähige Patienten oder Probanden auch bei mäßiger Testmotivation unauffällig abschneiden können. Damit sind BVT auch nicht geeignet, minder schwere Verdeutlichungstendenzen zu erfassen. Auch die Bekanntheit des Beschwerdenvalidierungsansatzes mag unauffällige Ergebnisse in diesen Tests bedingen. Ferner kann bekanntermaßen die Anstrengungsbereitschaft innerhalb einer Untersuchung oder zwischen mehreren Terminen erheblich schwanken. Damit ist der Empfehlung Iversons zu folgen, dass eine abschließende Beurteilung der Anstrengungsbereitschaft immer auf der Basis der Gesamtheit der zur Verfügung stehenden Information zu treffen ist, im Sinne konvergenter Beweis- oder Argumentationslinien. Im klinischen und rehabilitativen Kontext, wo eine sorgfältige Beschwerdenvalidierung sowohl für differenzialdiagnostische Fragestellungen (wie etwa die Diagnose einer Artifiziellen Störung) als auch für die Beurteilung der Therapiecompliance von Bedeutung sein kann, ist die Befunddarstellung primär lösungsorientiert zu gestalten, was sich aus der Rolle des Therapeuten als Interessenvertreter des Patienten ergibt. Selbstverständlich dürfen die dargestellten Tatsachen, wie etwa ein ungültiges Testprofil, im Befundbericht nicht verfälscht werden. Anders als im Ergebnis einer Begutachtung erfolgt eine Befundbesprechung mit dem Patienten (vgl. Carone, Iverson & Bush, 2010).

Zusammenschau aller Informationen notwendig

4.5 Vorschläge zur Darstellung im Gutachten

Im Folgenden sind einige Formulierungsvorschläge zu finden, wie die Interpretation der Ergebnisse einer Beschwerdenvalidierung erfolgen kann.

a) Bei unauffälliger Befundlage

Die Ergebnisse der formalisierten Beschwerdenvalidierung fielen komplett unauffällig aus, sodass sich aufgrund dieser Ergebnisse kein Zweifel an der Authentizität der Beschwerdendarstellung und der Validität (Gültigkeit) des erhaltenen Testprofils begründen ließ.

Unauffällige Befundlage

Simulative Tendenzen in der Beschwerdenschilderung und Symptompräsentation waren nicht zu erkennen. In gleicher Weise ließ die durchgehend unauffällige Beschwerdenvalidierung keinerlei Hinweis auf negative Antwortverzerrungen erkennen.

Im Zusammenhang mit einer in sich konsistenten, plausiblen sonstigen Informationsbasis, das heißt ohne grobe, nicht aufzulösende Widersprüche zwischen vorliegenden Informationen aus Anamnese, Vorbefunden, der eigenen Verhaltensbeobachtung (psychischer Querschnittsbefund) und den Testergebnissen war kein Anhalt für das Vorliegen grober negativerAntwortverzerrungen gegeben. Ferner fielen sämtliche Indikatoren für mögliche negative Antwortverzerrungen während der Testuntersuchung (Beschwerdenvalidierungstests und eingebettete Validitätsindikatoren) komplett unauffällig aus. Es gab also keinen Anhalt für die Annahme von Antworttendenzen im Sinne einer Aggravation oder Simulation.

b) Bei auffälliger Befundlage

Auffällige Befundlage

Aufgrund erheblicher Inkonsistenzen und Unplausibilitäten, die weiter oben im Text im Detail erörtert wurden, war die Gültigkeit sowohl der Beschwerdenschilderung als auch des erhaltenen Testprofils als eingeschränkt zu beurteilen. Spezifische Testverfahren, die die Kooperativität in der psychologischen Testuntersuchung erfassen, fielen ebenso auffällig aus.

Die Ergebnisse der formalisierten kognitiven Beschwerdenvalidierung begründeten erhebliche Zweifel an der Mitwirkung des Probanden in der Untersuchung und der Gültigkeit des erhaltenen Testprofils.

Auf der Grundlage der eigenen Befunderhebung kann positiv keine Aussage über krankheitsbezogene Funktionsstörungen gemacht werden; eine Reihe geltend gemachter Beschwerden lässt sich auf der Befundebene widerlegen. Positiv belegbar und mit hoher Sicherheit nachweisbar sind negative Antwortverzerrungen bei der untersuchten Person, sodass kein gültiges Testprofil erhalten werden konnte. Ob eine kognitive Störung dennoch vorhanden ist, entzieht sich aufgrund der eingeschränkten Mitwirkung des Probanden den Erkenntnismöglichkeiten des Untersuchers.

c) Bei Bejahung simulativer Tendenzen

Darstellung simulativer Tendenzen

In der Gesamtsicht aller verfügbaren Information ist mit hoher Sicherheit eine Aggravation oder Simulation von Beschwerden festzustellen, d. h. eine Vortäuschung oder vorgetäuschte Verstärkung von Gesundheitsstörungen, die wenigstens zu einem wesentlichen Teil der Reflexion und der Steuerung durch den Probanden zugänglich ist. Die Annahme einer Aggravation (Beschwerdenausweitung, -überhöhung, -verstärkung) würde dabei unterstellen, dass es einen authentischen Kern von Beschwerden gibt, ansonsten müsste von einer Simulation (Vortäuschung von Beschwerden, absichtliche Präsentation von Symptomen, gezielte falsche Beschwerdenschilderung) gesprochen werden. Diese Frage ist letztlich im vorliegenden Fall nicht entscheidbar, da wegen der ausgeprägten negativen Antwortverzerrungen auf der Befundebene positiv keine Aussage über tatsächliche, authentische Symptome getroffen werden konnte.

d) Bei Antwortmustern im Zufallsbereich

Antwortmuster im Zufallsbereich

In einem Beschwerdenvalidierungstest wurden so niedriges Ergebnisse erzielt, dass der Punktwert real innerhalb der Ratewahrscheinlichkeit von 50 Prozent lag, also als „zufällig zustande gekommen" ausgewiesen wurde. Das bedeutet, dass in diesem Verfahren, das vermeintlich Gedächtnisleistungen, real jedoch die Leistungsmotivation prüft, Ergebnisse erzielt wurden, die mit hoher Sicherheit eine eingeschränkte Anstrengungsbereitschaft auswiesen. Das ermittelte Ergebnis, wäre es authentisch im Sinne der kognitiven Leistungsvoraussetzungen des Probanden, würden nur bei einem Menschen mit einem kompletten amnestischen Syndrom, einer fortgeschrittenen Demenz oder anderen schwersten kognitiven Störungen zu erhalten sein. Dies war jedoch beim Probanden definitiv nicht der Fall, wie anhand anderer Informationen unzweifelhaft belegt werden konnte.

e) Bei Antworten unterhalb der Schwelle für reines Raten

Unter-Zufall-Antwortmuster

In einem Beschwerdenvalidierungstest wurde in allen drei Durchgängen ein hochgradig auffälliges Ergebnis ermittelt. Nach mathematischer Berechnung wurde mit an Sicherheit grenzender Wahrscheinlichkeit durch die untersuchte Person gezielt daneben geraten, d. h. es konnte nachgewiesen werden, dass sie falsche Antworten gezielt, bewusst auswählte, um Gedächtnisstörungen vortäuschen. Dies bedeutet, dass in diesem Verfahren, das vermeintlich Gedächtnisleistungen, real jedoch die Leistungsmotivation prüft, Ergebnisse erzielt wurden, die mit an Sicherheit grenzender Wahrscheinlichkeit eine gezielte Antwortmanipulation bewiesen. Bei zweifelsfrei zu bejahendem angestrebtem Krankheitsgewinn ist damit eine Simulation oder Aggravation kognitiver Störungen mit Sicherheit auszuweisen.

5 Besonderheiten neuropsychologischer Diagnostik im gutachtlichen Kontext

5.1 Die Rolle des sachverständigen Gutachters

Die Rolle eines Gutachters weicht erheblich von der eines Behandlers ab

Eine umfassende Darstellung der Diagnostik der Beschwerdenvalidität kann nicht ohne einen Exkurs in die Spezifik der Rolle des psychologischen Gutachters in Abgrenzung vom Psychologen in klinischer oder rehabilitativer Tätigkeit erfolgen. Die Forschung und Entwicklung von Beschwerdenvalidierungstests vollzog und vollzieht sich vorwiegend aus dem Blickwinkel der forensischen Neuropsychologie, auch wenn andere, nicht gutachtliche Aspekte in der Gegenwart zunehmend an Interesse gewinnen. Dies ist nicht nur der besonders hohen Prävalenz negativer Antwortverzerrungen im gutachtlichen Kontext geschuldet, sondern auch der besonderen Stellung des Gutachters im Rechtssystem. Bush, Connell und Denney (2006) stellten dazu fest: „Psychologists engaging in forensic professional activities enter an environment with moral, ethical, and professional challenges that are often quite different from those found in clinical practice“[2] (S. 34). Wesentliche Unterschiede zwischen der Tätigkeit eines Psychologen im gutachtlichen und klinischen bzw. rehabilitativen Kontext lassen sich wie in Tabelle 13 dargestellt zusammenfassen.

Aus der rechtlich vorgegebenen, undiskutierbaren Stellung des Gutachters resultiert zwangsläufig, dass das Ergebnis einer Begutachtung durchaus *nicht* dem Interesse der untersuchten Person entsprechen mag (Zillmer, 2003). Diese Tatsache muss vom Gutachter akzeptiert werden. Wenn dieser aus Gründen persönlicher Wert- oder Moralvorstellungen nicht dazu in der Lage ist, muss der Gutachtenauftrag zurückgeben werden. Folgt der Gutachter strikt dem Unparteilichkeitsgebot, so ist er potenziell auch erheblichen Anfechtungen dann ausgesetzt, wenn das Gutachtenergebnis dem Probanden nicht gefällt (vgl. dazu insbesondere Kaiser, 2009). Solche Anfechtungen, die gelegentlich massiv sein können, können geeignet sein, den Gutachter in seiner professionellen Integrität infrage zu stellen. Wer sich solchen Herausforderungen nicht zu stellen vermag, wird auch zu einer dauerhaften gutachtlichen Tätigkeit nicht geeignet sein.

Wahrung der professionellen Integrität

Vor Beginn einer gutachtlichen Untersuchung sollten Probanden, die über die besondere Stellung des Gutachters häufig keine klaren Vorstellungen haben, im Sinne einer informierten Aufklärung *(informed consent)* unterrichtet werden. Dies wird im Übrigen auch ausdrücklich in der Musterbe-

Informatierte Aufklärung

2 Gutachtlich tätige Psychologen treten in ein Arbeitsgebiet ein, das moralische, ethische und berufliche Herausforderungen ganz anderer Art bietet, als sie in klinischer Tätigkeit zu finden sind.

Tabelle 13:
Die unterschiedliche Stellung des (Neuro-)Psychologen im klinischen und im gutachtlichen Kontext seiner Tätigkeit

	Psychologe in klinischer Tätigkeit	Psychologe in gutachtlicher Tätigkeit
Ziel der Tätigkeit	Sachkundige Hilfe des Patienten zur Verbesserung seiner Gesundheit oder seines Wohlbefindens	Sachkundige Beratung des Auftraggebers, um diesen zu befähigen, zu einer korrekten Entscheidung in einer Rechtsfrage zu gelangen
Vertrauensverhältnis	Besteht zwischen Therapeut und Patient	Besteht zwischen Gutachter und Auftraggeber
Vertrauen in die Angaben der untersuchten Person	Angaben des Patienten werden i. d. R. zunächst ungeprüft als zutreffend akzeptiert	Angaben des Probanden müssen bezüglich ihres Wahrheitsgehalts kritisch hinterfragt werden
Parteilichkeit	Parteilichkeit gegenüber dem Patienten; der Therapeut ist in diesem Sinne „Anwalt" des Patienten	Strikte Unparteilichkeit als „wohl vornehmste Pflicht eines Sachverständigen" (Gaidzik, 2007, S. 23)
Schweigepflicht	Strikte Schweigepflicht entsprechend der gesetzlichen Vorgaben	Offenbarungspflicht gegenüber dem Auftraggeber, darüber hinaus bleibt die Schweigepflicht jedoch gewährleistet; Schweigepflicht gilt auch für solche Aspekte, die für die gutachtliche Fragestellung irrelevant sind, und für Informationen, deren Weitergabe durch den Probanden widersprochen wird.

rufsordnung für Psychologische Psychotherapeuten so gefordert (§ 27, Abschnitt 3; vgl. Stellpflug & Berns, 2006). Ferner sollte im Rahmen einer gerichtlich angeordneten Untersuchung auch eine ausdrückliche Belehrung über mögliche Einschränkungen der Vertraulichkeit im Gutachten festgehaltener Informationen in solchen Fällen erfolgen, in denen es zu einer öffentlichen Verhandlung kommt. Damit lassen sich etwaige spätere Irritationen, die immer wieder zu beobachten sind, bereits im Vorfeld vermeiden.

Beide Rollen sind i. d. R. unvereinbar miteinander

Aus der besonderen Rolle des Gutachters resultiert auch, dass ein Auftrag zur Begutachtung eigener Patienten, auch früheren Patienten, in der Regel zurückzuweisen ist. Dazu heißt es in der Musterberufsordnung, § 27, Abschnitt 4: „Ein Auftrag zur Begutachtung eigener Patienten im Rahmen eines Gerichtsverfahrens ist in der Regel abzulehnen. Eine Stellungnahme ist dann möglich, wenn der Patient auf die Risiken einer möglichen Aussage des Psychotherapeuten in geeigneter Weise hingewiesen wurde und wenn er den Psychotherapeuten diesbezüglich von der Schweigepflicht entbunden hat.“ Außerdem sollte grundsätzlich einem Gutachtenprobanden kein eigenes Therapieangebot unterbreitet werden. Auch die Anfrage eines Probanden, beim Gutachter eine Behandlung zu beginnen, ist im Regelfall unter Erläuterung des Rollenkonfliktes zu verneinen. Wo dies nicht geschieht, können nicht nur ernste Probleme für Behandlung und/oder Begutachtung resultieren, sondern ein erstelltes Gutachten kann auch wegen Besorgnis der Befangenheit abgelehnt werden.

5.2 Die rechtliche Notwendigkeit der Überprüfung simulativer Tendenzen

Die Untersuchung möglicher simulativer Tendenzen stellt eine wesentliche Aufgabe des Sachverständigen dar

In der gutachtlichen Literatur herrscht ebenso wie in der Rechtsprechung Einigkeit über die Notwendigkeit, dass sich Gutachter mit der Möglichkeit einer Aggravation oder Simulation von Gesundheitsstörungen auseinandersetzen müssen. Brockmeyer (2009) bemängelte aus der Sicht des Sozialrichters, dass Ärzte und Psychologen gelegentlich geltend machten, es sei nicht ihre Aufgabe, an den Angaben von Probanden zu zweifeln. „Dies zeigt nicht Unkenntnis oder Missachtung gutachterlicher Standards, sondern auch ein falsches Verständnis der Rolle des gerichtlichen Sachverständigen. Denn der Sachverständige als Gehilfe des Gerichts (§ 404a ZPO) muss sich aus der Rolle eines vertrauensvollen Behandlers lösen ...“ (S. 282).

In einem Beschluss des Landessozialgericht Niedersachsen-Bremen vom 06. 03. 2002 (L 10 B 62/02) heißt es dazu beispielsweise:

> Es ist weiterhin nicht zu beanstanden, dass sich der Sachverständige in seinem Gutachten und der ergänzenden Stellungnahme im Einzelnen mit den Fragen der Simulation und Aggravation beschäftigt hat. Es gehört zu den wesentlichen Aufgaben eines medizinischen Sachverständigen, im Rahmen der ihm aufgetragenen Bewertung der Leistungsfähigkeit eines Probanden die von diesem angegebenen Beschwerden und Schmerzen zu objektivieren. In diesem Zusammenhang stellt sich ohne Weiteres die Frage nach Vorliegen einer Simulation oder Aggravation. Würde sich ein Sachverständiger hiermit nicht auseinandersetzen, wären aus Sicht des Gerichts Zweifel an einer ordnungsgemäßen Begutachtung angezeigt.

5.3 Transparenz und Testschutz

Schwierige Balance zwischen Transparenz und Testschutz

Für den gutachtlichen Kontext sind, im Gegensatz zu klinischen Befundberichten, besondere Anforderungen an Transparenz und Testschutz zu beachten. Dies ergibt sich daraus, dass in einem Gutachten die Ergebnisse der Psychodiagnostik so dargestellt werden sollen, dass die neuropsychologische Beurteilung und die daraus abgeleitete Beantwortung der Fragestellungen für den Auftraggeber, der in aller Regel ein psychologischer Laie ist, transparent und nachvollziehbar werden. Damit sind auch deutlich mehr Informationen als in einem durchschnittlichen klinischen Befundbericht zu liefern. Für die Darstellung von Testergebnissen heißt es in einem Teil der psychologischen Gutachtenliteratur, dass die verwendeten Testverfahren kurz hinsichtlich ihrer Zielsetzung und der im Test realisierten Aufgabenstellung beschrieben werden sollen (z. B. Wilhelm & Roschmann, 2007).

Darstellung von Tests und Testergebnissen

In der internationalen Literatur (z. B. Kaufmann, 2009) wird von einer Mitteilung von Testrohwerten als besonders schutzwürdiger persönlicher Information sowie von einer Weitergabe originaler Testmaterialen bzw. von einer detaillierten Beschreibung von Beschwerdenvalidierungstests als besonders schutzwürdiger technischer Information abgeraten, da dies die Reliabilität und die Validität psychologischer Tests ernsthaft gefährdet. Dies steht im Übrigen in Übereinstimmung mit einschlägigen Empfehlungen und ethischen Standards von Fachgesellschaften. Von Relevanz sind hier insbesondere zwei Standards der American Educational Research Association, American Psychological Association und National Council on Measurement in Education (2004):

- *Standard 5.6*
  „Reasonable effort should be made to assure the integrity of test scores by eliminating opportunities for test takers to attain scores by fraudulent means."[3]
- *Standard 5.7*
  „Test users have the responsibility of protecting the security of test materials at all times"[4] (S. 64).

Dabei stellt sich allerdings für die Gegenwart als problematisch dar, dass internetbasierte Ressourcen heute zunehmend bei ausreichend ausgebildeten Suchstrategien zahlreiche Testbeschreibungen, Testmaterialien und sogar Material und Protokolle ganzer Testbatterien zutage fördern, und dies schließt Beschwerdenvalidierungstests keineswegs aus (Bauer & McCaffrey, 2006).

Potenzieller Gutachtenmissbrauch

Das mit den genannten Standards avisierte Problem liegt darin, dass ein Gutachten selbst als Anleitung genutzt werden kann, in einer künftigen Begutachtung einen real illegitime Anspruch besser darstellen zu können und damit die Wahrscheinlichkeit zu erhöhen, dass dieser vom Gutachter als legitimer Anspruch verkannt wird. Ein solcher potenzieller Missbrauch wird erleichtert, wenn das Gutachten Detailangaben zu den verwendeten

3 Die Integrität der Testrohwerte sollte mit vertretbarem Aufwand gewährleistet werden. Dazu sollte die Möglichkeit ausgeschaltet werden, dass Testpersonen durch betrügerische Mittel Zugang zu den Testwerten erhalten.

4 Testanwender stehen in der Verantwortung, jederzeit den Schutz der Testmaterialien zu gewährleisten.

Tests enthält. Damit ergibt sich letztlich für den Gutachter, eine schwierige Balance zwischen Nachvollziehbarkeit und Überprüfbarkeit seiner Beurteilung und Respekt vor schutzwürdiger Information zu meistern.

Tatsächlich heißt es etwa in den Leitlinien zur neuropsychologischen Begutachtung (Neumann-Zielke, Riepe, Roschmann, Schötzau-Fürwentsches & Wilhelm, 2009), notwendig seien (lediglich) genaue Angaben zu den verwendeten Tests, namentlich Nennung der verwendeten Testversion und der Vorgabebedingung, der Testergebnisse als standardisierte Werte (zum Beispiel als Prozentränge oder Standardwerte) und eine Benennung der verwendeten Normen. Widder (2011) forderte zur Gewährleistung der Überprüfbarkeit des Gutachtens (1) die Nennung des verwendeten Tests und Beschreibung der Testintention, (2) eine Mitteilung der entsprechenden Referenzbereiche sowie (3) die Mitteilung der exakten Messwerte eines individuellen Falles. Dazu sollte auch dargestellt werden, ob die Testwerte, wenn sie positiv ausfielen, unterhalb der Ratewahrscheinlichkeit oder lediglich unterhalb eines empirisch ermittelten Grenzwertes lagen.

Aus Sicht des Autors sollten in jedem Falle die verwendeten Verfahren benannt und die Testergebnisse (Rohwerte) mitgeteilt werden. Die Bedeutung der Ergebnisse von Beschwerdenvalidierungstests sollte dem Empfänger eines Gutachters in verständlicher Form dargelegt werden. Falls im Einzelfall relevant, sollte eine ausführliche Darstellung der Besonderheit von Unter-Zufall-Antworten erfolgen, sodass ihre Bewertung im Sinne einer mathematisch belegbaren gezielten (bewussten) Antwortmanipulation nachvollziehbar wird.

Eine nähere Beschreibung der Testverfahren selbst sollte jedoch zur Erschwerung einer missbräuchlichen Nutzung nicht erfolgen. Insbesondere im Rahmen von außergerichtlichen Gutachtenaufträgen kann erwogen werden, zur Umsetzung des Testschutzes Testbeschreibungen, Testergebnisse und Normwerte in einem gesonderten Anhang darzustellen, der im Sinne eines vertraulichen internen Arbeitsmaterials dem Auftraggeber zur Verfügung gestellt wird und auf Anforderung (und mit Zustimmung des Probanden) zur Vermeidung eines Datenmissbrauchs lediglich an qualifizierte Neuropsychologen weitergegeben werden kann. Eine allgemein gültige, rechtlich verbindliche Regelung gibt es im deutschen Sprachraum bislang nicht.

5.4 Coaching und Coaching-Forschung

Coaching stellt die Validität psychologischer Tests infrage

Die Möglichkeit der gezielten Vorbereitung eines Probanden auf die gutachtliche Situation und auf die dabei vorgelegten Testverfahren, einschließlich BVT, gehört zu den Herausforderungen, denen sich Gutachter und Testentwickler gleichermaßen stellen müssen. Dabei kann sich eine Person eigenständig insbesondere mit Hilfe im Internet verfügbarer Quellen vorbereiten oder auch durch eine dritte Person, etwa einen Anwalt, gezielt angeleitet werden. Dass beide Wege beschritten werden, ist in der internationalen Literatur hinlänglich belegt (z. B. Ruiz, Drake, Glass, Marcotte & van Gorp, 2002; Wetter & Corrigan, 1995; Youngjohn, 1995). Aus der Gutachtenpraxis in Deutschland ist bekannt, dass auch hier Probanden zunehmend vor einer Begutachtung Internetrecherchen vornehmen. Daneben sind es vor allem Internetmedien bestimmter Anwälte und Interessengruppen, die gezielte Anleitungen zum – aus der Sicht des Probanden – bestmöglichen Bestehen einer gutachtlichen Situation liefern.

Resistenz gegenüber Coaching ist ein Gütemerkmal von BVT

Nach frühen Berichten über eine gezielte anwaltliche Vorbereitung von Probanden auf eine fälschliche Beschwerdendarstellung ist die Resistenz gegenüber einem solchen Coaching zu einem Gütekriterium für BVT geworden (vgl. insbesondere Hartman, 2002). Eine nicht unwesentliche Anzahl von Studien hat untersucht, ob und in welchem Ausmaße unterschiedliche Verfahren eine solche Resistenz aufweisen bzw. welches Ausmaß an gezielter Anleitung notwendig ist, um erfolgreich zu sein. In der experimentellen Coaching-Forschung, die vorwiegend auf Analogstudien mit gesunden Probanden zurückgreift, werden verschiedene Stufen der Anleitung unterschieden:

Coaching-Forschung

1. Als *Naive Simulators* werden solche Probanden bezeichnet, die keinerlei Anleitung erhalten.
2. Als *Symptom Information* oder *Information Coaching* wird die Vermittlung von Kenntnissen über die Erkrankung oder Verletzung, deren Folgen vorgetäuscht werden sollen, verstanden.
3. Unter *Warning* wird die Prozedur verstanden, in der Probanden darüber aufgeklärt werden, dass eine Erfassung der Anstrengungsbereitschaft mit spezifischen Mitteln Bestandteil der Untersuchung sein wird, sodass im Falle einer suboptimalen Testmotivation diese vermutlich erkannt würde.
4. Das eigentliche *Coaching* (*Coaching proper*) umfasst die Vermittlung weitergehender Informationen über Strategien der Erfassung eingeschränkter Anstrengungsbereitschaft, also etwa Informationen zum Aufbau von BVT, Hinweise darauf, wie bestimmte Verfahren durch den Probanden erkannt werden können, sodass er spezifisch in ihnen unauffällig abschneiden kann, u. Ä. m.

Die Stufen 2. bis 4. sind miteinander kombinierbar. Anlässlich einer eigenen Studie konnten Gorny und Merten (2005) allein für kognitive BVT und unter Ausschluss solcher Untersuchungen, die keine naive oder nur eine informierte Kontrollgruppe enthielten, 21 Veröffentlichungen identifizierten, die die Effekte von *Warning* und *Coaching proper* analysierten. Die Ergebnisse dieser Studien waren äußerst heterogen. Dies schien primär mit der Art und dem Umfang der in den experimentellen Szenarien, denen die Probanden folgen sollten, zusammenzuhängen. Vorwiegend Einigkeit besteht heute in der Literatur dahingehend, dass ein bloßes *Information Coa-*

ching nicht geeignet ist, einer Identifizierung der gezeigten Testleistungen als nicht authentisch oder suboptimal zu entgehen. Eine Überblicksarbeit zu diesem Thema ist bei Suhr und Gunstad (2007) zu finden.

Die Qualität experimenteller Simulationsstudien und damit auch die Generalisierbarkeit ihre Ergebnisse variiert beträchtlich. Nach wie vor gibt es eine Reihe von Untersuchungen, in denen lediglich eine Fallvignette als experimentelles Szenario verlesen wird, obwohl bereits frühzeitig von Nies und Sweet (1994) Empfehlungen formuliert wurden, wie eine methodisch sorgfältige Studie zu gestalten ist.

Als Schlussfolgerung aus der bisherigen Coaching-Forschung lässt sich ableiten, dass die heute entwickelten Prozeduren und Instrumente zur Beschwerdenvalidierung, wenn diese sorgfältig und entsprechend einschlägiger Empfehlungen erfolgt (British Psychological Society, 2009; Bush et al., 2005; Heilbronner et al., 2009), relativ resistent gegenüber einer Symptominformationen und einer gezielten Vorbereitung auf die Untersuchung zu sein scheinen. Unklar ist bislang, welche Tiefe an gezielter Vorbereitung notwendig ist, um erfolgreich bedeutsame kognitive Störungen vorzutäuschen, ohne dass auch bei eingehender Beschwerdenvalidierung irgend geartete Hinweise darauf erhalten werden können.

5.5 Ethische Aspekte

Beschwerdenvalidierung ist mit ethischen Herausforderungen verbunden

Die besonderen Herausforderungen, denen der (Neuro-)Psychologe im gutachtlichen Kontext und bei einer sachgerechten Beschwerdenvalidierung gegenüber steht, sind von einer Reihe von Autoren eingehenden Analysen unterzogen worden, allen voran Bush (2007; Bush, Connell & Denney, 2006), der sich in besonderer Weise mit der Anwendung bioethischer Prinzipien im Rahmen neuropsychologischer Untersuchungen befasst hat. Dabei analysierte er eine sachgerechte und aus seiner Sicht insbesondere im gutachtlichen Kontext unverzichtbare Beschwerdenvalidierung vor dem Hintergrund der ethischen Prinzipien Achtung der Autonomie *(respect for autonomy)*, Vermeidung von Schaden *(nonmaleficence)*, Förderung des Wohlergehens *(beneficence)* und Gerechtigkeit *(justice)* und gelangte zu der Schlussfolgerung: „In den meisten Kontexten sind neuropsychologische Untersuchungen, die keine objektive Diagnostik der Beschwerdenvalidität mit empirisch entwickelten Verfahren und/oder Indikatoren einschließen, nicht vereinbar mit den ethischen Standards der Berufsausübung“ (Bush, 2007, S. 79).

Iverson (2006) hat elf Probleme von ethischer Relevanz aufgezeigt, die im Kontext der Beschwerdenvalidierung beachtet werden sollten:

1. Empirisch gut untersuchte BVT werden nicht eingesetzt.
2. BVT werden nur dann eingesetzt, wenn ein Gutachten im Auftrag der beklagten Seite erstellt wird.

3. Ob *mehr oder weniger* BVT eingesetzt werden, hängt systematisch davon ab, ob der Gutachter im Auftrag des Klägers oder der Beklagten arbeitet.
4. *Unterschiedliche* BVT werden in Abhängigkeit davon eingesetzt, von welcher Partei der Gutachter beauftragt wurde.
5. BVT werden *in unterschiedlicher Weise* eingesetzt, in Abhängigkeit davon, von welcher Partei der Gutachter beauftragt wurde.
6. Der Proband wird unmittelbar vor Einsatz eines BVT gewarnt oder unmittelbar vor ihrem Einsatz an solche Validitätskontrollen erinnert.
7. Die Ergebnisse von BVT werden in systematischer Weise unterschiedlich interpretiert, und zwar in Abhängigkeit davon, von welcher Partei der Gutachter beauftragt wurde.
8. Es wird als belegt angenommen, dass jemand, der in einem BVT unauffällig abschnitt, während der gesamten Untersuchung eine „volle“, „uneingeschränkte“ oder „beste“ Anstrengungsbereitschaft zeigte.
9. Auffällige Ergebnisse in einem BVT oder eine Beschwerdenübertreibung werden isoliert, das heißt ohne Berücksichtigung anderer verfügbarer Informationen, im Sinne einer Simulation interpretiert.
10. Eine Aggravation wird in inadäquater Weise als Hilferuf interpretiert.
11. Der Testeinsatz erfolgt nicht ausreichend kompetent, verantwortungsbewusst und auf der Grundlage hoher Fachkenntnisse.

Informierte Einwilligung von Probanden

Keine Einigkeit herrscht in der aktuellen internationalen Literatur zu der Frage, ob ein Gutachtenproband vor Beginn der Untersuchung darüber aufzuklären ist, dass er Fragen offen und aufrichtig beantworten soll und sich in Testaufgaben optimal anstrengen möge – und dass diese beiden Aspekte der Mitwirkung auch Gegenstand der Beurteilung des Gutachters sein würden. Aus Sicht des Autors ist diese Frage zu bejahen, zumal sie einen gelegentlich später vorgetragenen Einwand, es sei dem Probanden nicht bekannt gewesen, dass während der Testuntersuchung mit optimaler Anstrengungsbereitschaft gearbeitet und in Fragebögen aufrichtig geantwortet werden müsse, damit vorab begegnet werden kann. Nach dieser Auffassung trägt der Gutachter die Verantwortung dafür, einem Probanden vorab ausdrücklich und unmissverständlich die Bedeutung einer optimalen Mitwirkung in der gutachtlichen Untersuchung zu verdeutlichen. Die begutachtete Person, wenn sie sich sodann zu einer Untersuchung unter diesen Prämissen bereit erklärt, kann dann als verantwortlich dafür gesehen werden, wenn sie – nun wider besseres Wissen – Informationen oder Testergebnisse soweit verzerrt, dass sie nicht mehr im Sinne eines Symptom- oder Störungsnachweises verwendet werden können. Rechtlich ist in dieser Hinsicht auf die sogenannte *objektive Beweislast* abzustellen, die für die meisten Fragestellungen beim Probanden liegt, das heißt die begutachtete Person muss rechtlich beweisen, dass eine Gesundheitsstörung tatsächlich vorliegt, keineswegs aber muss die Gegenseite oder gar der Gutachter beweisen, dass eine Störung *nicht* vorliegt. In diesem Sinne kann eine nachgewiesene Aggravation leicht zu einem Beweisführungshindernis werden, wenn durch sie eine valide Befunderhebung unmöglich gemacht wird (vgl. Urteile des Oberlandesgerichts Frankfurt, 17.06.2005, 25 U 87/02, sowie 18.01.2008, 3 O 98/02; Urteil des Landessozialgerichts Baden-Württemberg, 19.06.2008, L 6 R 3419/07; sowie in Kommentierung des erstgenannten Urteils: Müller-Frank, 2006).

Aggravation als Beweisführungshindernis

In einem viel beachteten und zitierten Positionspapier der National Academy of Neuropsychology (NAN; Bush et al., 2005), das auch in autorisierter deutscher Übersetzung vorliegt (Bush et al., 2006), wird für den gutachtlichen Kontext herausgestellt:

Fehlende Beschwerdenvalidierung bedarf einer Begründung

> Da [hier] von einer erhöhten Motivation zur Täuschung des Untersuchers auszugehen ist, stehen Neuropsychologen in der Verantwortung, eine besonders umfangreiche Diagnostik der Beschwerdenvalidität vorzunehmen. Wenngleich es Einzelfälle geben mag, in denen der Einsatz spezifischer Beschwerdenvalidierungstests in einem Gutachtenkontext nicht angezeigt ist, bedürfte es einer Begründung, wenn nicht wenigstens ein Beschwerdenvalidierungstest verwendet und/oder Tests mit integrierten Beschwerdenvalidierungsindikatoren benutzt werden. (S. 72)

5.6 Die Kontroverse um die Beschwerdenvalidierung

In dem Maße, in dem Fachvertreter und Fachverbände in den USA und in Kanada zunehmend die Durchführung einer adäquaten Beschwerdenvalidierung als Anforderung an gutachtlich arbeitende Neuropsychologen formulierten, formierte sich in den Jahren um die Jahrtausendwende herum auch Widerstand dagegen. Die Auseinandersetzungen wurden vor allem in informellen Medien wie Newsgroups in zum Teil heftiger Form geführt. Dabei ging es unter Anderem um die Frage, ob Neuropsychologen die Aufrichtigkeit von Angaben ihrer Patienten oder Probanden und die Anstrengungsbereitschaft in einer Testuntersuchung überhaupt hinterfragen sollen, dürfen oder dies sogar müssen. Als positives Ergebnis hat die Kontroverse wesentlich dazu beigetragen, dass heute auf konzeptioneller Ebene sehr viel sorgfältiger gearbeitet wird. So gilt etwa die Gleichsetzung von einem negativen Ergebnis in einem oder mehreren BVT mit einer Simulation als unstatthaft und sachlich falsch. Die Kontroverse hat aber ebenso zu einer forcierten Beschäftigung von Ausschüssen und Kommissionen zur Erarbeitung von Richtlinien und zu einer Auseinandersetzung auf der Ebene bioethischer Prinzipien geführt (vgl. die Ausführungen im vorangegangenen Abschnitt).

Sweet und Guidotti Breting (2013) haben unlängst festgestellt, dass eine wirkliche Kontroverse unter Neuropsychologen (Nordamerikas) heute nicht mehr existiere. Sie konstatierten: „... this is merely a pseudo-controversy in that the number of neuropsychologists who hold this viewpoint now represent a very small minority“ (S. 15).

Kontroversen im deutschen Sprachraum

In Deutschland hat es in jüngerer Zeit von psychiatrischer Seite aus eine Serie von Angriffen auf die Praxis der Beschwerdenvalidierung und den Beitrag, den Neuropsychologen überhaupt in der Begutachtung psychischer Störungen leisten können, gegeben (Dreßing et al., 2010, Dressing, Foerster, Widder, Schneider & Falkai, 2011; Meins, 2010), in denen die vorhandene empirische Befundlage jedoch nur unzureichend Darstellung fand und eine profunde konzeptionelle Auseinandersetzung nicht stattfand. In einer ausführlichen Auseinandersetzung machten Schmidt, Lanquillon und Ullmann (2011) darauf aufmerksam, dass ein Teil dieser Debatte durchaus geeignet ist, primär berufs- und interessenpolitisch motiviert zu sein. Sie bemerkten: „Als Konsequenz wird eher auf die Berufsbezeichnung und nicht auf die spezifische Qualifikation des Gutachters wert gelegt. Dabei sollten Leitlinien einzelner Berufs- oder Interessenverbände kritisch geprüft werden, ob sie tatsächlich den aktuellen wissenschaftlichen Erkenntnisstand wiedergeben“ (S. 182). Insbesondere wurde in der Debatte als empirischer Beleg für die Position der Kontrahenten immer wieder eine Untersuchung von Foerster (1984) angeführt, die jedoch keinerlei Bezug zur modernen Beschwerdenvalidierung aufwies. Der Autor hatte festgestellt, dass 94 Rentenbewerber auch nach Gewährung von Leistungen keinerlei Besserung aufwiesen. Zu Recht stellten Schmidt et al. (2011) dazu fest: „Hinweise für oder gegen die Plausibilität der geäußerten Beschwerden lassen sich hieraus jedoch nur indirekt erschließen“ (S. 178).

Beschwerdenvalidierung in der Neurologie anerkannt

Als bedauerlich stellt sich dar, dass diese Auseinandersetzung unter Psychiatern bislang ausschließlich in deutscher Sprache geführt wird, wo sie sich im Zeitalter der internationalen Vernetzung am Ende nicht beantworten wird. In einem eingeladenen Symposium auf der 26. Jahrestagung der Gesellschaft für Neuropsychologie in Aachen 2011 wurde der *State of the Art* der Beschwerdenvalidierung in Deutschland aus neuropsychologischer, forensisch-psychologischer, neurologischer und psychiatrischer Sicht diskutiert. Zum gegenwärtigen Zeitpunkt lässt sich für den deutschen Sprachraum feststellen, dass unter gutachtlich arbeitenden Neurologen ihre Sinnhaftigkeit und Notwendigkeit im Wesentlichen als anerkannt gelten kann (vgl. auch Widder, 2011), während unter Neuropsychologen fortgesetzt und zum Teil in drastischer, emotional getönter Form Vorbehalte und Widerstände vorgetragen werden, die aber bislang wiederum kaum Eingang in das Schrifttum gefunden haben. Die fachpsychiatrische Kommunität scheint aktuell tief gespalten zu sein. Auf der einen Seite stehen Vertreter, die sich nachdrücklich gegen einen breiteren Einsatz von Methoden der Beschwerdenvalidierung im Rahmen der Beurteilung psychischer Störungen aussprechen und (neuro-)psychologischen (Zusatz-)Gutachtern zum Teil auch generalisierend die Kompetenz zur Beurteilung von Probanden mit solchen

Störungen absprechen (vgl. dazu eine ähnliche Debatte zur Schmerzbegutachtung: Dohrenbusch, Nilges & Traue, 2008; Widder, Egle, Foerster & Schiltenwolf, 2008, bei der ebenfalls Aspekte der Erkennung von nicht authentischen Angaben seitens begutachteter Personen diskutiert wurde). Auf der anderen Seite steht eine offenbar wachsende Zahl von Psychiatern, für die eine enge Zusammenarbeit mit (Neuro-)Psychologen auch auf gutachtlichem Gebiet eine Selbstverständlichkeit geworden ist und die routinemäßig mit qualifizierten neuropsychologischen Gutachtern zusammenarbeiten (vgl. auch Dohrenbusch, 2007; Schneider et al., 2012; und die Ausführungen von Stevens sowie Kutzner dazu in Merten, Dohrenbusch, Stevens & Kutzner, 2011).

Weitere Aspekte zur Kontroverse um die Beschwerdenvalidierung werden im Abschnitt 6.2 im Zusammenhang mit dem Problem falsch-positive Klassifikationsergebnisse diskutiert.

6 Spezielle Themen von Relevanz für die Beschwerdenvalidierung

6.1 Beschwerdenvalidierung im Kindesalter

Die Frage nach dem Auftreten negativer Antwortverzerrungen stellt sich auch, wenngleich weniger prononciert, für das Kindesalter. Wie anhand einschlägiger Falldarstellungen und Untersuchungen wiederholt dargelegt werden konnte, ist auch in der neuropsychologischen Diagnostik von Kindern nicht immer von einer Gültigkeit erhaltener Testprofile auszugehen und bedeutsame negative Antwortverzerrungen können, wenn sie nicht erkannt werden, zu Fehlbeurteilungen von erheblicher Tragweite führen (z. B. Flaro, Green & Blaskewitz, 2009; Green & Flaro, 2003).

Beschwerdenvalidierung im Kindesalter wird zunehmend untersucht

In einer Reihe empirischer Untersuchungen konnte gezeigt werden, dass eine Anzahl üblicher, für das Erwachsenenalter entwickelter BVT auch im Kindesalter eingesetzt werden kann, und zwar unter Verwendung der empirischen Grenzwerte, die für das Erwachsenenalter ermittelt wurden. In einer Untersuchung im Saarland und im Land Brandenburg konnten Blaskewitz et al. (2008) zeigen, dass deutsche Schulkinder bereits ab der zweiten Klasse in der Lage waren, im TOMM und im MSVT perfekte oder nahezu perfekte Leistungen zu erbringen, sofern sie in der Untersuchung eine ausreichende Anstrengungsbereitschaft entfalteten. Auch im FIT konnten die Kinder oberhalb der vorgeschlagenen Grenzwerte, also unauffällig abschneiden, während für die Reliable Digit Span eine klar altersabhängige Leistung zu beobachten war, die diesen eingebetteten Parameter für das jüngere Schulalter als ungeeignet herausstellte. Gleichzeitig konnte gezeigt werden, dass Probanden, die nach einem kindgemäß entwickelten experimentellen Szenario dazu ermutigt wurden, in einer Testuntersuchung ihre Leistungen zu manipulieren, auch in aller Regel korrekt durch die Beschwerdenvalidierungstests als suboptimal motiviert identifiziert werden konnten. Der sehr hohe Anteil jüngerer Schulkinder, die zu einer perfekten Aufgabenlösung in der Lage sind, unterstreicht die objektive Einfachheit der kognitiven Anforderungen, die BVT in aller Regel stellen. Wichtig sind in diesem Zusammenhang auch solche Studien, die Kinder nach Schädel-Hirn-Traumen oder mit zerebralen oder anderen Erkrankungen untersucht haben und die zu ähnlichen Ergebnissen wie Untersuchungen an gesunden Kindern gelangten (z. B. Carone, 2008; Donders, 2005; Green, Flaro, Brockhaus & Montijo, 2012; MacAllister et al., 2009). In der letztgenannten Studie mussten Kinder, die an einer Epilepsie litten, einen *sehr niedrigen* Intelligenzquotienten aufweisen (insbesondere im Bereich unter 60), um im TOMM unterhalb des empirisch ermittelten Grenzwertes abzuschneiden.

Zusammenfassend kann festgestellt werden, dass zwar weiterer Forschungsbedarf für das Kindesalter zweifelsfrei zu bejahen ist, die bislang vorliegenden Ergebnisse jedoch belegen, dass ein Einsatz von Beschwerdenvalidierungstests im Kindesalter in bestimmten Kontexten nicht nur sinnvoll sein, sondern auch mit Hilfe der vorhandenen Instrumente erfolgen kann.

6.2 Falsch-positive Testergebnisse

Kein Test klassifiziert 100-%ig genau

Ein Problem von herausragender Bedeutung für die Thematik dieses Bandes stellen mögliche Falsch-positiv-Klassifikationen in der Beschwerdenvalidierung dar. Zunächst ist festzustellen, dass praktisch keine einzige isoliert eingesetzte diagnostische Prozedur eine 100-%ige Klassifikationsgenauigkeit gestattet. Kennwerte wie Sensitivität, Spezifität, positive und negative Vorhersagegenauigkeit sowie Youden-Index (= Sensitivität + Spezifität – 1) geben Auskunft über die diagnostische Güte eines Verfahrens für die Einzelfalldiagnostik (z. B. Frederick & Bowden, 2009b). Der komplette Ausschluss von falsch-positiven Klassifikationen stellt eine Utopie dar und keineswegs einen valides Argument gegen den Einsatz von BVT. Übertragen auf diagnostische Prozeduren in anderen Bereichen, einschließlich moderner zerebraler Bildgebung, Labormethoden oder Histologie, würde die Forderung nach Ausschluss falsch-positiver Ergebnisse bedeuten, dass diese nicht mehr effektiv durchgeführt werden könnten.

Falsch-positiv-Klassifikationen müssen minimiert werden

Bei der Festlegung des optimierten Grenzwertes für ein diagnostisches Verfahren, für die es keine absoluten Kriterien geben kann und die heute in der Regel statistisch auf der Grundlage einer *Receiver Operating Curve* (ROC) Analyse erfolgt, sind die Konsequenzen (die „Kosten") von falsch-positiven und falsch-negativen Klassifikationen zu berücksichtigen. Für Beschwerdenvalidierungstests wird in aller Regel eine Minimierung von falsch-positiven Ergebnissen angestrebt, sodass eine Verringerung der Sensitivität zugunsten einer höheren Spezifität (häufig: 0,95 oder darüber) in Kauf genommen wird. Damit wird eine Fehlklassifikationsrate (häufig: maximal 5 %) akzeptiert. Bei der Einschätzung der Angemessenheit einer solchen Fehlerrate sind folgende Aspekte zu berücksichtigen:

- Für zahlreiche medizinische diagnostische Prozeduren und für die Mehrzahl psychologischer Testverfahren werden üblicherweise keine höheren Spezifitätswerte angestrebt.
- Für reine Checklisten von „Kriterien zur Simulationsdiagnostik", wie sie immer wieder als Alternative zu den empirisch geprüften psychologischen Methoden vorgeschlagen werden (z. B. Dreßing & Foerster, 2010), liegen *keinerlei* Angaben zur Klassifikationsgüte vor. Es ist aber mit sehr hoher Wahrscheinlichkeit anzunehmen, dass Sensitivität und Spezifität sowohl der dort enthaltenen Einzelkriterien als auch der Listen insgesamt, deren Anwendung zu wesentlichen Teilen auf subjektiven klinischen Urteilen beruht, erheblich unterhalb der Werte liegen, die für solide entwickelte BVT bekannt sind.
- Durch die Wahl eines anderen (niedrigeren) Grenzwertes ist es in der Regel möglich, die Spezifität eines Verfahrens auf ein noch höheres Niveau zu heben und damit falsch-positive Klassifikationen viel seltener zu machen. Dies kann in Einzelfällen von besonderer Brisanz auch gelegentlich praktiziert werden (siehe dazu die Ausführungen in Schmand & Lindeboom, 2005). Für den Routineeinsatz würde eine solche Veränderung zur Anhebung der Spezifität jedoch bedeuten, dass durch die damit zwangsläufig reduzierte Sensitivität die Effektivität der Verfahren erheblich abgesenkt würde, weil eine hohe oder sehr hohe Rate an falsch-negativen diagnostischen Entscheidungen resultieren würde.
- Eine extreme Anhebung der Spezifität wäre dadurch zu erreichen, dass lediglich ein Unter-Zufall-Antwortmuster als positiv für eine nachgewiesene Manipulation des Antwortverhaltens durch einen Probanden akzeptiert würde. Für die meisten Untersuchungskontexte wäre dies jedoch mit einem so drastischen Abfall der Sensitivität verbunden, dass daraus nicht nur ein sehr hoher Anteil falsch-negativer Klassifikationen resultierte, sondern das Verfehlen dieses Kriteriums (unauffälliges Antwortverhalten im Sinne von *nicht unter Zufall*) im Einzelfall praktisch keinerlei Aussagekraft mehr *zugunsten* der Validität eines erhaltenen Testprofils entfalten könnte (was statistisch seinen Ausdruck in einem sehr niedrigen negativen Vorhersagewert des Tests fände).

- Bei der Beurteilung der falsch-positiven Fehlerquoten im Rahmen der gutachtlichen Gesamtbewertung des Einzelfalls ist zu berücksichtigen, dass sich bei voneinander unabhängigen Ereignissen Wahrscheinlichkeiten *multiplizieren*, was insbesondere für Antwortmuster unter Zufall in mehreren Tests bedeutet, dass sehr rasch so minimale Restwahrscheinlichkeiten für eine Falsch-positiv-Klassifikation verbleiben, dass eine solche mit allerhöchster (praktisch erreichbarer) Sicherheit ausgeschlossen werden kann. Dies gilt umso mehr, als in solchen Fällen in aller Regel eine bedeutsame Anzahl weiterer Unplausibilitäten, Widersprüche und Inkonsistenzen in anderen Informationsquellen vorliegen, sodass letztlich für die Beurteilung kein begründbarer Restzweifel verbleibt.

Verfügbare BVT variieren stark bezüglich ihrer Klassifikationsgüte

- Bezogen auf die heute verfügbaren BVT ist festzustellen, dass diese naturgemäß hinsichtlich ihrer Klassifikationsgüte variieren, wobei Verfahren wie Reys Fifteen Item Test oder der Punktezähltest am unteren Ende des Spektrums anzusiedeln sind. Der Diagnostiker steht aber in der Verantwortung, für die jeweilige spezifische Fragestellung geeignete Verfahren auszuwählen, wobei Sensitivität und Spezifität der Verfahren zu berücksichtigen sind. Wenn *a priori* schlechter geeignete Verfahren gewählt werden, wird damit auch ein höherer Anteil von Fehlklassifizierungen als nötig vorprogrammiert. Hier handelt es sich also um ein vermeidbares Risiko.
- Bei der Auswahl der jeweils eingesetzten BVT muss der Diagnostiker mögliche Anwendungsbeschränkungen der benutzten Verfahren beachten. So ist beispielsweise der Amsterdamer Kurzzeitgedächtnistest lediglich für Probanden ohne klinisch offenkundige kognitive Störungen entwickelt worden. Wird dies nicht berücksichtigt, so wird eine erhöhte Rate falsch-positiver Ergebnisse in Kauf genommen. Der Fifteen Item Test ist ein Verfahren, das leicht durchschaubar ist und eine niedrige Sensitivität für die Identifikation einer suboptimalen Anstrengungsbereitschaft aufweist. Wird die Beschwerdenvalidierung in einer Untersuchung auf diesen Test reduziert, so wird eine hohe Rate falsch-negativer Ergebnisse in Kauf genommen.

Multimodale, multimethodale Diagnostik

- Die diagnostische Beurteilung soll in keinem Falle, wie bereits dargestellt, auf dem Ergebnis eines einzelnen Tests beruhen. Im Sinne einer multimodalen und multimethodalen Diagnostik können häufig konvergente Beweislinien herausgearbeitet werden, die für oder gegen die Validität des erhaltenen Testprofils, für oder gegen negative Antwortverzerrungen sprechen. Damit wird auch die Gefahr falsch-positiver Gesamtbeurteilungen erheblich reduziert. In Ausweitung der Slick-Kriterien lässt sich in solchen Fällen häufig eine praktisch sichere Feststellung negativer Antwortverzerrungen treffen, jenseits vernünftiger Zweifel.
- Wo solche konvergenten Beweislinien fehlen, ist sorgfältig zu prüfen, inwieweit sich bei kritischer Sichtung aller relevanten Informationen ein schlüssiges Gesamtbild ergibt. Hier ist die Möglichkeit einer falsch-positiven Klassifikation einzelner Beschwerdenvalidierungsmaße kritisch

zu diskutieren. In Abwesenheit klar belegbarer authentischer kognitiver Störungen bedeutsamen Ausmaßes (die sich in aller Regel adäquat auch im tatsächlich beobachtbaren Verhalten und im Funktionsniveau im Alltag widerspiegeln sollten) ist die Wahrscheinlichkeit, dass es sich um richtig-positive Ergebnisse handelt, größer als dort, wo klinisch offenkundige kognitive Beeinträchtigungen unzweifelhaft präsent sind.
- Besonders bei Auftreten von Testwerten in BVT, die sich nahe der empfohlenen Grenzwerte bewegen (also knapp darüber oder knapp darunter), ist eine größere Sorgfalt bei der Prüfung auf falsch-positive und falsch-negative Klassifikationsergebnisse angezeigt.

Die tatsächliche Schwierigkeit von BVT ist so gering, dass im Allgemeinen gilt, dass Kinder (siehe Abschnitt 6.1) und Patienten mit authentischen kognitiven Störungen, sofern diese nicht ein erhebliches Ausmaß erreichen, in den meisten Fällen in ihnen so gut abschneiden, dass sie oberhalb der vorgeschlagenen empirischen Grenzwerte liegen (sofern sie in der Untersuchung entsprechend ihrer tatsächlichen Leistungsvoraussetzungen mitarbeiten). Gerade hierin liegt letztendlich die Rationale der BVT begründet: dass nämlich solche Probanden, die interessegeleitet ihr Antwortverhalten manipulieren, dabei die Schwierigkeiten *überschätzen*, die Patienten mit authentischen kognitiven Störungen bei der Aufgabenerfüllung haben.

Schwere kognitive Störungen können falsch-positive Ergebnisse bedingen

Dennoch gilt, dass selbst für sehr einfache Aufgaben ein Mindestniveau an kognitiven Leistungsvoraussetzungen vorhanden sein muss, um diese erfolgreich zu lösen. Dies zeigt sich beispielsweise beim TOMM, in dem gerade der erste Testdurchgang bekanntermaßen eine höhere Korrelation mit Gedächtnisleistungen aufweist und etwa bei Patienten mit leichten Demenzen einige Fehler auftreten können. Aus diesem Grunde wurde vom Autor des TOMM (Tombaugh, 1996) vorgegeben, das Ergebnis des ersten Durchgangs *nicht* zu interpretieren.

Bei Probanden mit mittelschweren und schweren kognitiven Störungen kann, je nach Art und Ausprägung dieser Beeinträchtigungen, die Fähigkeit zur Lösung selbst allgemein sehr einfacher Aufgaben so herabgesetzt sein, dass die empirisch ermittelten Grenzwerte von BVT unterschritten werden, *obwohl* der Proband entsprechend seiner Möglichkeiten voll in der Testuntersuchung kooperiert. Dies wäre der klassische Fall einer falsch-positiven Klassifikation eines BVT.

Merten, Bossink und Schmand (2007) haben in zwei empirischen Untersuchungen mit Gesunden, klinisch-neurologischen und Alzheimer-Patienten zeigen können, dass die Leistung in verschiedenen BVT tatsächlich mit dem kognitiven Leistungsniveau korrelierte und bei mittelschweren und schweren authentischen kognitiven Störungen ein Rückgriff auf die empirisch ermittelten Grenzwerte als fraglich zu diskutieren wäre. Allerdings waren beispielsweise für den zweiten Durchgang des TOMM Testwerte im Mini-Mental State (Folstein, Folstein & McHugh, 1975) von unter 24 notwendig, um eine erhöhte Wahrscheinlichkeit von TOMM-Werten unterhalb des empirischen Grenzwertes zu begründen (vgl. Abb. 12). Zu bemerken ist allerdings auch, dass selbst bei deutlicheren kognitiven Störungen immer noch die Mehrzahl der untersuchten Patienten im TOMM oberhalb des Grenzwertes abschnitt.

Batt, Shores und Chekaluk (2008) machten darauf aufmerksam, dass falsch-positive Ergebnisse bei Probanden mit authentischen kognitiven Störungen auch durch semantische Interferenzen zwischen dem Testmaterial verschiedener Verfahren innerhalb der benutzten Testbatterie begünstigt werden könnten.

In einer neueren Studie zum Einsatz des Word Memory Test bei Jugendlichen mit Lernbehinderung konnte gezeigt werden, dass Studienteilnehmer mit schweren phonetischen Dekodierungsstörungen eine erhöhte Wahr-

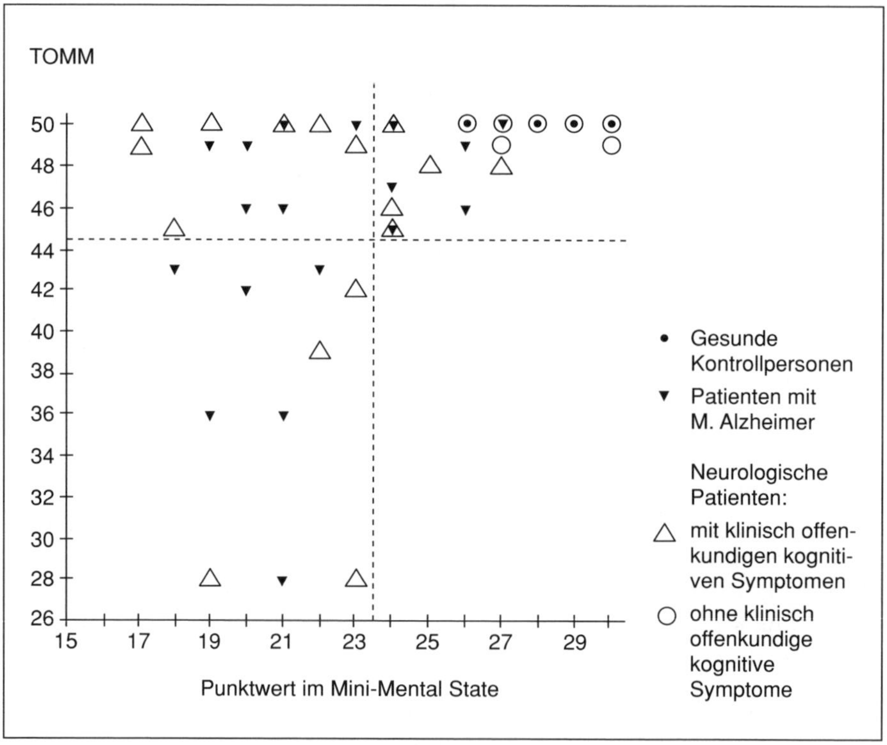

Abbildung 12:
Abhängigkeit des Ergebnisses im Test of Memory Malingering vom Vorhandensein authentischer kognitiver Störungen, untersucht anhand zweier Bona-fide-Patientengruppen (modifiziert nach Merten, Bossink & Schmand, 2007)

scheinlichkeit aufwiesen, die Anforderungen in diesem BVT, der ein eigenständiges Lesen der Items am Computerbildschirm erfordert, nicht zu bewältigen (Larochette & Harrison, 2012).

Mögliche Einflussfaktoren, die mit einer erfolgreichen Aufgabenausführung in üblichen BVT interferieren und falsch-positive Ergebnisse erbringen können, finden sich in Tabelle 14 aufgeführt, ebenso wie Faktoren, für die eine erhöhte Rate falsch-positiver Ergebnisse nach den gegenwärtigen Erkenntnissen *nicht* begründbar ist.

Anfoderungscharakteristika der BVT beachten

Welcher spezifische BVT in einem Einzelfall eine höhere Eingangswahrscheinlichkeit aufweist, zu einem falsch-positiven Ergebnis zu führen, hängt vom individuellen kognitiven Störungsbild bzw. Störungsprofil ebenso ab wie von den Anforderungscharakteristika des jeweiligen Tests. Eine ausführliche Falldarstellung eines Gutachtenprobanden mit semantischer Demenz, der im TOMM ein falsch-positives Ergebnis erzielte, findet sich bei Henry, Merten und Wallasch (2008).

Tabelle 14:
Mögliche Einflussfaktoren auf die Falsch-positiv-Rate von Beschwerdenvalidierungstests

Einflussfaktoren, die eine erhöhte Falsch-positiv-Klassifikationsrate begründen können	**Einflussfaktoren, für die eine erhöhte Falsch-positiv-Rate *nicht* zu erwarten ist**
Demenzielle Syndrome	Leichte kognitive Störung
Amnestische Syndrome	Depressive Störungen (solange eine ausreichende Mitwirkung in einer Testuntersuchung erreicht werden kann)
Intelligenzminderung	Somatoforme Störung
Mittelschwere und schwere aphasische Syndrome	Dissoziative Störung
Mittelschwere und schwere Störungen visuell-räumlicher Funktionen	Anpassungsstörungen
Mittelschwere und schwere dysexekutive Syndrome	Distorsionstrauma der Halswirbelsäule
Schwerste depressive Störung (z. B. bei depressiver Agitation oder Stupor)	Burnout, Mobbing, Bossing, sog. „neue Krankheiten“ (z. B. chronisches Erschöpfungssyndrom, multiple chemische Sensitivität, Elektrosmog)
Akute Psychosen oder Psychosen mit ausgeprägter Defektsymptomatik	
Ausgeprägte Lesestörungen, Analphabetismus	

6.3 Versuche zur Reduzierung falsch-positiver Testergebnisse

Für den Autor des Word Memory Test (Green, 2003) stellte die spätere Entwicklung des Medical Symptom Validity Test und des Nonverbal Medical Symptom Validity Test Versuche dar, durch vereinfachtes Testmaterial (insbesondere eine leichtere Assoziierbarkeit des Lernmaterials) die Möglichkeit falsch-positiver Klassifikationen insbesondere im Kontext von demenziellen Erkrankungen zu minimieren. Doch wurde auch dadurch das Problem nicht gelöst.

Profilanalysen

Ein wichtiger Entwicklungsschritt zur Differenzierung falsch-positiver von richtig-positiven Testergebnissen wurde durch die Berücksichtigung des Leistungsprofils in solchen Tests eingeführt, welche zusätzlich zu primären Validitätskennwerten auch Untertests enthalten, die primär Gedächtnisleistungen erfassen (Word Memory Test, Medical Symptom Validity Test, Nonverbal Symptom Validity Test). Zusätzlich zur Verwendung der primären Beschwerdenvalidierungsmaße stellt dies eine Art Plausibilitätsprüfung der Leistungskurve dar, die über die verschiedenen – und objektiv verschieden schwierigen – Untertests vorgenommen wird. Für den letztgenannten Test haben Henry, Merten, Wolf und Harth (2009) dic hicrarchische Entscheidungsprozedur erstmals in einem Flussdiagramm dargestellt, das später für den Medical Symptom Validity Test adaptiert und in der Folge vom Testautor für alle drei Verfahren übernommen wurde (vgl. Abb.13).

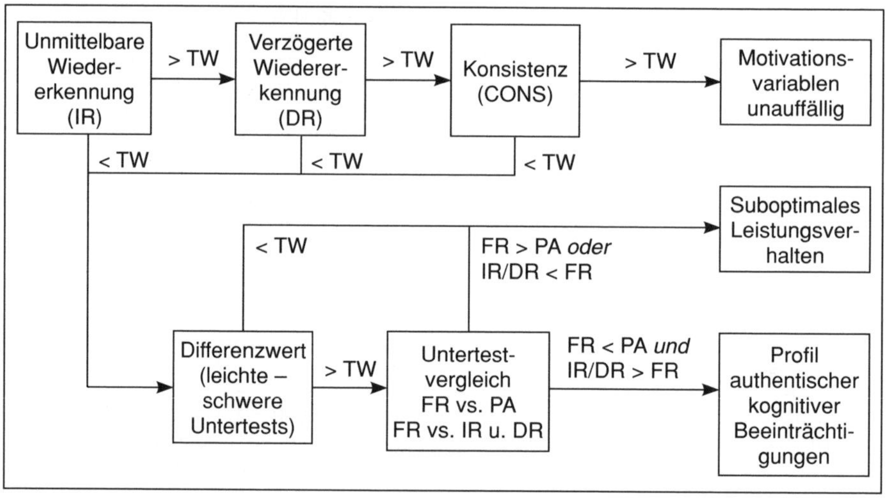

Abbildung 13:
Flussdiagramm für das zweistufige diagnostische Vorgehen beim Medical Symptom Validity Test von Henry (2009). Abkürzungen: TW: Trennwert; IR: Unmittelbare Wiedererkennung; DR: Verzögerte Wiedererkennung; CONS: Konsistenz; PA: Paarassoziationsdurchgang; FR: freier Abruf

Nach diesem Procedere werden auffällige primäre Beschwerdenvalidierungswerte (Werte unterhalb der empirisch ermittelten Grenze) dann nicht als positiv gewertet, wenn ein bestimmtes Profil innerhalb der Untertests, das deren tatsächlichen Schwierigkeitsgradienten abbildet, erhalten wird und wenn anhand anderer Informationsquellen (insbesondere der Verhaltensbeobachtung) eine authentische schwerergradige kognitive Störung plausibel erscheint. Ein solches Profil wurde vom Testautor zunächst „Demenzprofil“ genannt.

Demenzprofil oder Profil bei genuinen kognitiven Beeinträchtigungen

Bedeutsame kognitive Störungen, die zu niedrigeren Leistungen in BVT führen, sind jedoch nicht auf solche im Rahmen einer Demenz zu beschränken. Aus diesem Grund haben Henry et al. (2009) die Bezeichnung eines *Profils bei genuinen kognitiven Beeinträchtigungen* vorgeschlagen. Der gegenwärtig vom Testautor benutzte Begriff, in Abänderung jenes des „Demenzprofils“ lautet *„genuine memory impairment profil“*, doch können neben einer Demenz und anderen authentischen schwerwiegenden Gedächtnisstörungen auch andere kognitive Funktionsstörungen in bedeutsamer Weise mit der Testleistung in einem BVT interferieren. Henry et al. schrieben dazu:

> It is not only dementia that may account for the significant difficulties that authentic patients may have with symptom validity tests. Patients with aphasia, spatial neglect, amnestic syndromes, confusional states, or frontal lobe syndromes may experience similar difficulties. Thus, the denomination *dementia profile* may perhaps be changed into *profile of genuine cognitive impairment*. While there is casual evidence that some of the patients with the conditions exemplified above have no difficulties with particular tests, this, of course, does not mean that patients with moderate to severe neurocognitive dysfunctions other than dementia generally have no difficulties.[5] (S. 26)

Wie gering die tatsächlichen Leistungsvoraussetzungen sein müssen, damit Probanden BVT erfolgreich bearbeiten können bzw. bei einer zusätzlich vorgenommen Profilanalyse nicht fälschlich als positiv ausgewiesen werden, wird aus inzwischen zahlreich vorliegenden Untersuchungen an Kin-

5 Es ist nicht nur eine demenzielle Erkrankung, die authentisch erkrankten Personen erhebliche Schwierigkeiten bei der Bearbeitung von Beschwerdenvalidierungstests bereiten kann. Patienten mit einer Aphasie, einem räumlichen Neglect, einem amnestischen Syndrom, verwirrte Patienten oder solche mit einem Frontralhirnsyndrom können ähnliche Schwierigkeiten erfahren. Deshalb sollte die Bezeichnung *Demenzprofil* vielleicht besser in *Profil genuiner kognitiver Störungen* geändert werden. Es ist immer wieder anhand von Falldarstellungen gezeigt worden, dass einige Patienten mit den oben beispielhaft aufgezählten Störungsbildern keine Schwierigkeiten in einzelnen Tests haben, doch dies bedeutet natürlich nicht, dass Patienten mit mittelschweren oder schweren neurokognitiven Funktionsstörungen (außerhalb demenzieller Erkrankungen) im Allgemeinen keine Schwierigkeiten bei der Testbearbeitung haben.

dern (vgl. Abschnitt 6.1), Patienten mit Demenzen (Green, Montijo & Brockhaus, 2011) oder Menschen mit einer Intelligenzminderung (Brockhaus & Merten, 2004; Simon, 2007) deutlich. Für Personen mit einer fortgeschrittenen Demenz oder einer Intelligenzminderung kann es aber, wie dargestellt, zu falsch-positiven Ergebnissen kommen (Hurley & Deal, 2006; Rudman et al., 2011).

6.4 Positive Testergebnisse bei psychischen Störungen

Keine Evidenz liegt dafür vor, dass leichtergradige psychische Störungen in bedeutsamer Weise die Fähigkeit zur Aufgabenbewältigung in BVT beeinträchtigen. Immer wieder wird in Gutachten etwa eine leichte depressive Störung, eine Anpassungsstörung oder eine Somatisierungsstörung als Erklärung für auffällige Ergebnisse in der Beschwerdenvalidierung geliefert. Eine solche Interpretation muss als spekulativ gewertet werden. In diesen Fälle ist die Wahrscheinlichkeit, dass ungültige, für die Ableitung eines positiven und negativen Leistungsbildes nicht zu verwertende Testprofile aufgrund einer suboptimalen Anstrengungsbereitschaft des Probanden erhalten wurden, als sehr hoch zu beurteilen. Für das Testverhalten von Patienten mit einer Depression liegt inzwischen eine Reihe von Untersuchungen vor. So fanden Lee et al. (2000), dass für Reys FIT und DCT keine gesteigerte Falsch-positiv-Rate bei älteren ambulanten Patienten mit einer Depression zu ermitteln war, und dies war auch für Patienten mit schwerer ausprägten Depressionen nicht der Fall.

Spekulative Interpretationen

Positive Testergebnisse lassen sich nicht ursächlich auf eine Depression (mit Ausnahme sehr schwerer depressiver Störungen, die eine Untersuchungsfähigkeit eines Probanden oder Patienten grundsätzlich verhindern), eine Anpassungsstörung, eine dissoziative oder somatoforme Störung zurückführen, sondern sie zeigen an, dass mit hoher Wahrscheinlichkeit aufgrund eingeschränkter Mitwirkung ein valides Testprofil nicht ermittelt werden konnte. Typische Merkmale, wie sich bei tatsächlich, vermeintlich oder vorgeblich vorhandener psychischer Störung eine fehlende Mitwirkung niederschlägt, gibt es nicht. Die weiter gehende Frage, die sich in solchen Fällen stellt, ist, warum eine ausreichende Kooperativität trotz informierter Einwilligung nicht zu erreichen war. Hier können neben simulativen Tendenzen auch solche Faktoren wie Ärger, Frustration, Verbitterung oder die subjektive Überzeugung eine Rolle spielen, dass nur unter nachdrücklicher Demonstration der geltenden gemachten Beschwerden diese vom Untersucher ernst genommen würden. Für den Gutachter oder Kliniker stellt sich aber das Dilemma, dass er am Ende nur eingeschränkt Aussagen über tatsächlich vorhandene Funktionsstörungen zu treffen in der Lage sein wird.

Positive Testwerte sind bei voll kooperativen Probanden mit psychischen Störungen selten

Erwähnung verdient in diesem Zusammenhang die sog. Renten-, Begehrens- oder Entschädigungsneurose, ein Begriff, der heute nur noch selten verwendet wird. Gemeint ist damit die Entstehung authentischer körperlicher, psychischer und/oder kognitiver Beschwerden, die kausal als Folgen einer langwierigen, oft hartnäckigen und belastenden Auseinandersetzung zur Anerkennung von Ansprüchen resultiert. Wenn körperliche Beschwerden das Bild bestimmen, sieht die ICD-10 hierfür einen gesonderten Diagnosecode vor: F68.0: Entwicklung körperlicher Symptome aus psychischen Gründen. Ansprüche, die aus sich aus einer solchen Entwicklung ergeben, werden regelmäßig durch die Rechtsprechung nicht anerkannt (Diederichsen, 2004).

Begehrensneurose

7 Empfehlungen für eine verantwortungsbewusste und effektive Diagnostik der Beschwerdenvalidität

Es ist nicht möglich, einen Kochbuchansatz für eine sachkundige und verantwortungsvolle Diagnostik der Beschwerdenvalidität zu liefern, der exakt darlegen würde, unter welchen Umständen auf welche diagnostischen Methoden zurückzugreifen ist, wie die Ergebnisse zu bewerten sind usw. Ähnlich wie dies für andere Bereiche der neuropsychologischen Diagnostik der Fall ist, bedarf es eines qualifizierten Untersuchers, der auf der Grundlage profunden Wissens einen komplexen Urteilsprozess zu vollziehen in der Lage ist. Auch durch eine Darstellung, wie sie im vorliegenden Band geliefert wurde, kann in keinem Falle eine weitergehende Beschäftigung mit der Primär- und Sekundärliteratur und vor allem Routine in der praktischen Anwendung der hier beschriebenen Methoden und der sachgerechten Interpretation der Ergebnisse ersetzt werden. Im Folgenden sollen einige wichtige Eckpunkte formuliert werden, die in der Diagnostik der Beschwerdenvalidität und bei der Beurteilung möglicher Antwortverzerrungen zu berücksichtigen sind. Viele dieser wichtigen Gesichtspunkte finden sich etwa bei Bush et al. (2005) sowie bei Heilbronner et al. (2009) begründet und diskutiert.

Eine sorgfältige Diagnostik der Beschwerdenvalidität auf der Basis der in den vergangenen Jahren akkumulierten empirischen und konzeptionellen Entwicklungen sollte Bestandteil jeder gutachtlichen neuropsychologischen Untersuchung sein, für eine Reihe von Fragestellungen ist die Abklärung möglicher negativer Antwortverzerrungen aber auch im klinischen und im rehabilitativen Kontext sinnvoll. Im Ergebnis können Aussagen über die Gültigkeit der durch einen Probanden gezeigten Testleistungen und über die Zuverlässigkeit der gelieferten Beschwerdenschilderung erhalten werden.

Sorgfältiger, korrekter, nicht pejorativer Sprachgebrauch

Bei der Darstellung und Bewertung der Ergebnisse ist in besonderer Weise auf einen sorgfältigen, sachlich korrekten, nicht pejorativen Sprachgebrauch zu achten. Begrifflichkeiten aus der Welt der Verbrechensbekämpfung und der Spionageabwehr sind zu vermeiden; es geht keineswegs um eine Entlarvung, Überführung oder Enttarnung, sondern um die Feststellung der Gültigkeit von mittels anderer Methoden erhaltenen Daten. Derartige Begriffe sind nicht nur in der wissenschaftlichen Literatur, sondern auch in der praktischen Diagnostik strikt zu vermeiden.

Ein sorgfältiger Sprachgebrauch ist in allen Aspekten der Diagnostik der Beschwerdenvalidität unverzichtbar. Beschwerdenvalidierungstests liefern Aussagen, über die Gültigkeit der erhaltenen Testergebnisse und Testprofile, darüber hinausgehend können auch Aussagen über die Gültigkeit der gelieferten Beschwerdenschilderung abgeleitet werden. Die Begriffe der Aggravation und Simulation (malingering) sind deskriptiv und sollten nur in diesem Sinne verwendet werden (vgl. Heilbronner et al., 2009). Bei der Feststellung einer Aggravation oder Simulation sind nicht nur die Ergebnisse der Beschwerdenvalidierung zu berücksichtigen, sondern es sind sorgfältig abgeleitete Annahmen über die Motivationslage des Probanden sowie über mögliche neurologische, psychiatrische, situative oder Persönlichkeitsaspekte in die Beurteilung einzubeziehen, ohne die eine abschließende Beurteilung nicht erfolgen kann. In vielen Fällen ist nicht exakt bestimmbar, aufgrund welcher Motivationslage und zu welchem Grad an Reflexivität oder Bewusstheit negative Antwortverzerrungen verwirklicht werden, sodass auch eine sichere Einordnung in eine diagnostische Kategorie nicht erfolgen kann. Eine solche Festlegung sollte dann auch nicht spekulativ erfolgen, sondern es sollten differenzialdiagnostische Erwägungen nachvollziehbar dargestellt werden. In diesem Sinne eignen sich die ebenfalls deskriptiven Begriffe der „negativen Antwortverzerrungen“ oder eines „suboptimalen Leistungsverhaltens in der Untersuchung“, um die Ergebnisse der Diagnostik darzulegen.

Aggravation oder Simulation?

Die Feststellung einer *Aggravation* besagt, dass ein authentischer Kern an Beschwerden oder Symptomen nachweisbar ist; wo ein solcher jedoch nicht mit der rechtlich gebotenen Gewissheit festgestellt oder nur spekulativ angenommen werden kann, muss die Frage, ob es sich um eine Aggravation oder eine Simulation handelt, in der Regel unbeantwortet bleiben. Dies sollte im Gutachten auch explizit so ausgewiesen werden. Eine euphemistische Verwendung des Begriffs der Aggravation in Fällen, in denen ein authentischer Beschwerdenkern nicht mit ausreichender Sicherheit nachgewiesen werden kann, sondern stillschweigend vorausgesetzt wird, stellt letztendlich eine fehlerhafte Beurteilung dar.

Eine Person, die in einem bestimmten Untersuchungskontext eine Gesundheitsstörung vortäuscht, ist weder als „Simulant" noch als „Aggravant" zu bezeichnen; in einem korrekten Sprachgebrauch soll eine Person nicht durch ein Verhalten etikettiert werden, das sie in einer bestimmten Situation zeigt. Stattdessen ist das Verhalten zu bezeichnen, das diese Person (in einer bestimmten Situation) zeigte. Sehr wertvolle Hinweise auf einen fachlich korrekten Sprachgebrauch liefert insbesondere das Veröffentlichungsmanual der American Psychological Association (2010).

Die Beurteilung möglicher negativer Antwortverzerrungen sollte nie auf der Grundlage eines einzelnen Testergebnisses oder Indikators erfolgen, sondern immer mehrere Verfahren oder Ansätze zur Diagnostik der Beschwerdenvalidität berücksichtigen, wobei ein multimodales und multimethodales Vorgehen zu empfehlen ist. Dabei sollte den Ergebnissen von Beschwerdenvalidierungstests als untersucherunabhängige, empirisch basierte Methoden generell ein größeres Gewicht als subjektiven Indikatoren für die Anstrengungsbereitschaft in einer Untersuchung gegeben werden; letztere sind in der Regel bezüglich ihrer Validität nicht empirisch gestützt (vgl. Bush et al., 2005).

Ungeklärt ist bislang, wie viele Indikatoren welcher Art für die Beschwerdenvalidierung in einer gutachtlichen Untersuchung heranzuziehen sind. Weitgehende Einigkeit ist in der maßgeblichen Literatur insofern so zu erkennen, dass ein einziger Beschwerdenvalidierungstest keine hinreichende Basis als Beleg für eine uneingeschränkte Validität eines Testprofils darstellt (z. B. Bush et al., 2005) und dass Beschwerdenvalidierungstests mit mangelnder Sensitivität und Spezifität, wie insbesondere der Fifteen Item Test und der Punkte-Zähl-Test von Rey (1958), nicht alleinstehend eine adäquate Diagnostik der Beschwerdenvalidität leisten können und dürfen (vgl. dazu Blaskewitz, in Druck; Henry, 2009).

Idealerweise sollte sich in einer neuropsychologischen Begutachtung ein aufrichtiger und voll leistungsmotivierter Proband vorstellen, der es dem Gutachter ermöglicht, optimal und verantwortungsbewusst seiner Rolle im System der Sozialversicherungen oder in anderen Rechtsbereichen gerecht zu werden. Unter solchen Umständen wird der Gutachter in der Lage sein, die eigentliche Kernfrage der Begutachtung zu beantworten, er wird befähigt, ein positives und eines negatives Leistungsbild abzuleiten, das dem Auftraggeber Grundlage für eine sachgerechte Entscheidung sein kann. Dabei kann eine sorgfältige Diagnostik der Beschwerdenvalidität für die Bewertung eines Testprofils als authentisch und in sich konsistent äußerst wertvoll sein; komplett unauffällige Beschwerdenvalidierungstests können wesentlich dazu beitragen, die Authentizität der geltend gemachten Beschwerden und Leistungseinschränkungen eines Probanden zu begründen.

Methoden zur Diagnostik der Beschwerdenvalidität stellen unverzichtbare Werkzeuge im Repertoire von Neuropsychologen dar, die ihnen helfen, Versicherte oder Antragsteller mit berechtigten Ansprüchen von solchen zu unterscheiden, für die ein solcher Anspruch gegenüber der Solidargemeinschaft der Versicherten oder Steuerzahler sachlich nicht begründbar oder beweisbar ist. Neuropsychologische Gutachter, die in Wahrheit vorhandene negative Antwortverzerrungen als solche, nämlich als nicht vorhanden, nicht erkennen, versagen mit Vanderploeg und Curtiss (2001) in einem doppelten Sinne: erstens können sie ihre ureigenste Aufgabe, ein valides Bild über die kognitiven Leistungsvoraussetzungen eines Probanden zu erstellen, nicht erfüllen, zweitens erkennen sie nicht, dass das von ihnen erhaltene verfälschte Leistungsbild ungültig ist.

Beschwerdenvalidierung in klinischen und rehabilitativen Kontexten

Auch in klinischen und rehabilitativen Kontexten gewinnt die Beschwerdenvalidierung an Bedeutung, da eine vom Patienten angestrebte externale Zielerreichung wesentlich mit dem therapeutischen Prozess interferieren kann. Das Vorliegen solcher „verborgenen Agenden“ (sensu van Egmond & Kummeling, 2002), die etwa bei psychiatrischen Patienten häufig identifiziert werden können, sind den Therapeuten nicht immer bewusst. Sie können sich, wie in der Begutachtung, auf der Ebene der Beschwerdendarstellung als simulative Tendenzen oder als Dissimulation manifestieren. Seine Rolle als Interessenvertreter des Patienten erfordert vom Therapeuten einen anderen Umgang mit dieser Problematik und stellt ihn vor Herausforderungen anderer Art, deren Aufarbeitung mittlerweile in der Literatur begonnen hat (z. B. Carone et al., 2010).

Trotz ihrer parteilichen Rolle sollten auch klinisch und rehabilitativ tätige Psychologen mit großer Umsicht handeln, wenn sie mit Patienten arbeiten, die keine ausreichende Compliance zeigen, bei denen ein vordergründiges Begehren offenkundig wird, wo verborgende Agenden durchschimmern oder bei denen sie klare simulative Tendenzen erkennen. Therapeuten sollten Sorge tragen, sich nicht instrumentalisieren zu lassen, sich nicht in rechtliche Belange ihrer Patienten einzumischen oder diese zu steuern (was mit der therapeutischen Aufgabe kollidiert) und keine Gefälligkeitsatteste auszustellen. *Last not least* sollten Therapeuten anstehende Begutachtungen nicht in negativer Weise beeinflussen, etwa durch ein gezieltes Coaching. Eine sorgfältige Auseinandersetzung mit den gegenwärtig vorzufindenden ethischen Grundsätzen und Richtlinien kann eine wertvolle Unterstützung darstellen, die besonderen Herausforderungen schwieriger Patient-Therapeut-Konstellationen in professioneller Weise zu bestehen.

8 Fallbeispiele

Zwei Fallkonstellationen sollen veranschaulichen, in welcher Weise Methoden der Beschwerdenvalidierung dem Gutachter bei einer adäquaten Beurteilung von geltend gemachten kognitiven Leistungsausfällen helfen können. Es wurden zwei strittige Fälle dargestellt, für deren abschließende Klärung eine eingehende Diagnostik der Beschwerdenvalidität von richtungweisender Bedeutung erschien.

8.1 Geltend gemachte schwere kognitive Störungen im Rahmen einer Alzheimer-Demenz

Auf Beweisanordnung eines Sozialgerichts wurde eine 55-jährige Migrantin aus dem Kosovo begutachtet, die im Klageverfahren gegen die Deutsche Rentenversicherung (DRV) die Gewährung einer Erwerbsunfähigkeitsrente wegen einer Alzheimer-Demenz begehrte. Die Klägerin stammte aus einer ländlichen Gegend des früheren Jugoslawien, wo sie eine achtklassige Schulbildung, jedoch keine Berufsausbildung absolvierte. Seit dem 18. Lebensjahr lebte sie in Deutschland und ging einer Anlerntätigkeit nach. Als sie 45 Jahre alt war, verließ ihr Ehemann sie. Seitdem lebte sie allein, behielt aber sehr engen Kontakt zu den vier Kindern. Einmal jährlich unternahm sie eine Reise in den Kosovo, wo sie ihre Urlaubszeit bei den dort lebenden Eltern verbrachte. Sie arbeitete in einer Maschinenfabrik, bis sie im Alter von 50 Jahren ihre Arbeit verlor und nie wieder eine neue Anstellung fand. Nach einiger Zeit der Arbeitslosigkeit stellte sie einen Antrag auf Erwerbsunfähigkeitsrente, der abgelehnt wurde. In der Begutachtung wurden zwar solche Erkrankungen wie Bluthochdruck, Rückenschmerzen und leichte Coxarthritis gewürdigt, die Voraussetzungen für eine verminderte Erwerbsfähigkeit nach den Richtlinien der Deutsche Rentenversicherung (2011) konnten jedoch nicht als erfüllt gesehen werden. In der ersten Begutachtung aus dem Jahre 2007 wurde die Probandin als voll orientiert beschrieben, auf der klinischen Ebene ohne erkennbare Einschränkungen von Gedächtnis-, Aufmerksamkeits- oder anderen kognitiven Funktionen.

Nach Erhalt des Ablehnungsbescheids wurden weitere Beschwerden geltend gemacht, namentlich eine depressive Verstimmung und erhebliche kognitive Beeinträchtigungen, für die sie nunmehr psychiatrische Atteste vorlegte. Bereits anlässlich ihrer ersten psychiatrischen Vorstellung Ende 2008 wurde eine Demenz diskutiert, basierend auf einem ermittelten Mini-Mental State (Folstein et al., 1975) von 13 Punkten (von 30 möglichen). Ein halbes Jahr später erreichte sie 18 Punkte, sodass der Psychiater nunmehr eine progrediente (!) kognitive Beeinträchtigung zu sehen meinte, eine Alzheimer-Erkrankung diagnostizierte und Azetylcholinesterasehemmer verordnete. Die zerebrale Bildgebung war komplett unauffällig, eine neuropsychologische Diagnostik erfolgte ebenso wenig wie eine Bestimmung von Liquormarkern.

Vor dem Sozialgericht klagte sie nunmehr gegen die DRV. Im Jahre 2009 wurde eine gerichtlich angeordnete nervenärztliche Begutachtung durchgeführt, in der zahlreiche Inkonsistenzen und Unplausibilitäten auffielen. So konnte die Klägerin eine detaillierte Anamnese liefern, unter Angaben konkreter Daten, Diagnosen, Namen und anderer Fakten, in einfachsten Gedächtnisaufgaben versagte sie jedoch vollständig. Der Gutachter konnte die geltend gemachten schweren Gedächtnisdefizite nicht nachvollziehen und beschrieb eine demonstrativ wirkende, agitierte, Aufmerksamkeit suchende Probandin, die zum Teil dramatische, hochemotional getönte Verhaltensäußerungen an den Tag legte. Nicht entscheidbar blieb für den Gutachter die Frage, ob es sich hier um eine bloße Vortäuschung oder eine dissoziative Störung handelte, sodass er dem Gericht eine neuropsychologische Begutachtung vorschlug.

Die Klägerin erschien zur Begutachtung in Begleitung einer Dame, die angab, ihre Nachbarin und enge Freundin zu sein und sie stets zu Arztbesuchen und zu Begutachtungen zu begleiten, um aus dem Albanischen zu übersetzen. Die Klägerin selbst saß während der Kontaktaufnahme teilnahmslos und stumm da, ohne ein Wort zu äußern. Auf erste Fragen antwortete die Nachbarin an ihrer Statt. Sie selbst zuckte nur mit den Schultern und sagte: „Nix verstehen." Untersucherseits wurde erklärt, dass im Rahmen einer gerichtlichen Begutachtung eine Übersetzung durch eine Vertrauensperson der Klägerin nicht zulässig sei und unter diesen Umständen durch das Gericht ein vereidigter Dolmetscher zur Verfügung gestellt werden müsse, trotz der vehementen Einwände der Begleitperson. Nach Klärung würde ein neuer Untersuchungstermin mitgeteilt werden. Nun erklärte jedoch die Klägerin plötzlich, doch Deutsch sprechen zu können, sie wolle auf keinen Fall noch einmal kommen müssen. Nunmehr erklärte die Dame, in jedem Falle während der Untersuchung anwesend sein zu wollen, darauf müsse sie bestehen, denn die Klägerin sei so verstört, dass sie sie nicht allein lassen könne. Dies musste wiederum durch den Untersucher mit Verweis auf die Sach- und die Rechtslage abgelehnt werden (vgl. z. B. Axelrod et al., 2000; Hausotter, 2007), was die Dame erst nach ausgiebiger Unmutsbekundung schließlich akzeptierte und den Untersuchungsraum verließ.

Die Klägerin konnte nun mit völlig zureichender aktiver und passiver deutscher Sprachbeherrschung eine detaillierte Anamnese liefern, wobei korrekt und in chronologischer Folge die Vorbehandlungen, die gestellten Diagnosen, die Namen der Behandler und früherer Gutachter genannt wurden. Gedächtnisprobleme wurden detailreich und impressionistisch geschildert. Zum Zeitpunkt der Begutachtung lebte sie allein und ohne Inanspruchnahme fremder Hilfe, bewältigte den Haushalt selbständig, ging einkaufen, regelte ihre finanziellen Angelegenheiten allein. Unlängst war sie unbegleitet in den Kosovo gereist, um ihre erkrankte Mutter zu besuchen, dies sei jedoch nur für ein paar Tage gewesen, beeilte sie sich festzustellen.

In allen vorgelegten neuropsychologischen Tests wurden ausgeprägte Schwierigkeiten gezeigt, mit Werten, die ein erheblich fortgeschrittenes demenzielles Syndrom suggerierten. Im Mini-Mental State erreichte sie 11 Punkte. In vielen Testanforderungen, wie beispielsweise beim Zahlennachsprechen vorwärts und rückwärts, lagen die Testleistungen im weit unterdurchschnittlichen Bereich (2. Prozentrang oder darunter), im Untertest Alertness der TAP (Zimmermann & Fimm, 2002) wurde eine mittlere Reaktionszeit (phasische Alertness) unterhalb des 1. Prozentranges ermittelt, im Mosaik-Test des WIE (von Aster, Neubauer & Horn, 2006) erhielt die Klägerin 2 Wertpunkte. Diese Testwerte, wenn sie das tatsächliche Fähigkeitsniveau der Klägerin widerspiegelten, würden in krassem Gegensatz zur vollständig erhaltenen Alltagsfähigkeit stehen.

Zur Beschwerdenvalidierung wurden der One-in-Five Test (Gubbay, o.J.; Tydecks, Merten & Gubbay, 2006) und der TOMM (Tombaugh, 1996) eingesetzt. Im One-in-Five Test, der eine Ratewahrscheinlichkeit von 80 Prozent Richtigen aufweist (vgl. Abb. 14), wurden in den drei Durchgängen vier, drei und vier korrekte Antworten geliefert, womit sich ein Gesamtwert von 11 (von 36 möglichen Richtigen) ergab. In allen drei Serien lag die Zahl der Richtigen signifikant unterhalb der Zufallsschwelle, als der Schwelle für reines Raten. Für den Gesamttestwert wurde nach der Binomialverteilung eine kumulative A-posteriori-Wahrscheinlichkeit von 0,000000000193 oder $1{,}93 \times 10^{-10}$ ermittelt, was die extreme Unwahrscheinlichkeit veranschau-

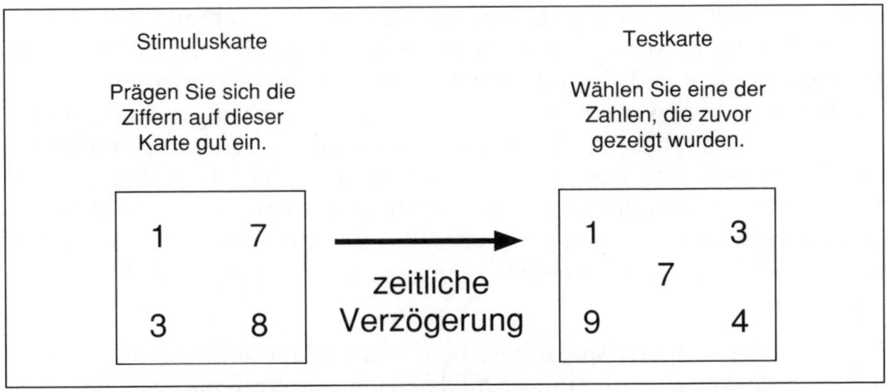

Abbildung 14:
Illustration des Testprinzips des One-in-Five Test, einer Weiterentwicklung des Digit Memory Test (Hiscock & Hiscock, 1989). Bei einer Wahl 1 aus 5 beträgt die Wahrscheinlichkeit, aufgrund reinen Ratens eine korrekte Zahl zu nennen, 80 Prozent.

licht, dass eine Proband mit tatsächlichen schweren oder schwersten Gedächtnisstörungen ein solches Testergebnis erreichen würde. Im ersten Durchgang des TOMM wurden 17 (von 50) richtige Antworten geliefert, was wiederum signifikant unter Zufall war. Damit konnte auf die Vorgabe des zweiten und dritten Testdurchgangs verzichtet werden, da das Ergebnis keinerlei andere Interpretation mehr zuließ, als dass die Klägerin in der Untersuchung gezielt falsche Antworten abgab, um das Bild schwerer Gedächtnisstörungen zu erzeugen. Bei zweifelsfrei vorhandenem, der Klägerin ebenso zweifelsfrei bewusstem externalen Krankheitsgewinn (der angestrebten Erwerbsunfähigkeitsrente) und fehlender alternativer Erklärung musste nach den Slick-Kriterien mit Sicherheit auf eine Vortäuschung kognitiver Störungen erkannt werden. Die Ergebnisse in den neuropsychologischen Leistungstests, die der Ableitung eines positiven und negativen Leistungsbildes dienen sollten, waren als ungültig zurückzuweisen.

In einem weiter gefassten Kontext der besonderen Bedeutung von Alternativwahlverfahren wurde diese Fallvignette durch Merten und Merckelbach (2013b) diskutiert. Eine Diskussion zur Problematik der sogenannten *Pseudodemenz* und ihres Verhältnisses zu manipulativen Antwortmustern in der neuropsychologischen Begutachtung ist bei Green und Merten (2013) zu finden.

8.2 Geltend gemachte kognitive Störungen nach leichtem Schädel-Hirn-Trauma

Herr Z., ein 54-jähriger arbeitsloser Schlosser mit Realschulabschluss, erlitt zwei Jahre vor dem Gutachtentermin einen Unfall, bei dem er als Beifahrer in einem Pkw mutmaßlich ein leichtes Schädel-Hirn-Trauma erlitt. Für die Diagnose erschwerend war, dass er während des Unfalls geschlafen hatte, womit eine sichere Aussage über eine mögliche initiale Bewusstlosigkeit und eine etwaige umschriebene peritraumatische Amnesie nicht getroffen werden konnte. Nach einem zeitnah angefertigten Computertomogramm habe zunächst der Verdacht auf eine Subarachnoidalblutung bestanden, der sich später nicht bestätigt habe, doch waren beide Vorgänge nach der Dokumentation nicht ausreichend nachzuvollziehen. Das erstversorgende Krankenhaus beschrieb einen wachen, bewusstseinsklaren und orientierten Patienten; gleichzeitig fiel jedoch eine Verlangsamung auf.

Herr Z. selbst gab erst später eine Bewusstlosigkeit und eine inkomplette anterograde Amnesie für einige Stunden nach dem Ereignis an. Trotz rasch im Verlauf geltend gemachter kognitiver Störungen fand eine fundierte neuropsychologische Untersuchung nicht statt. Relativ zeitnah nach der stationären Behandlung beklagte der Verunfallte neben Gleichgewichtsstörungen auch eine erschwerte Wortfindung, Gereiztheit und Einschränkungen von Konzentration und Gedächtnis. Der behandelnde Nervenarzt setzte zur „neuropsychologischen Diagnostik“ einen Mehrfachwahl-Wortschatztest und den DemTect ein und diagnostizierte aufgrund eines niedrigen Ergebnisses im erstgenannten Verfahren ein „katastrophales grenzdebiles Ergebnis“.

Eine Reihe von Inkonsistenzen und Ungereimtheiten in den Vorbefunden, das Fehlen eines klar dokumentierten Erstschadensbildes und ein als sehr aggressiv wahrgenommenes, konfrontativ forderndes Verhalten der Rechtsvertretung des Geschädigten ließen den Haftpflichtversicherer an der Rechtmäßigkeit des Anspruchs zweifeln und eine primär interessegeleitete Darstellung seitens des Geschädigten vermuten. Es wurden eine neurologische Haupt- und eine neuropsychologische Zusatzbegutachtung in Auftrag gegeben.

In der zwei Jahre nach dem Unfallereignis durchgeführten ausführlichen Untersuchung ließen sich bedeutsame Beeinträchtigungen von Aufmerksamkeits-, Gedächtnis-, Sprach-, visuell-räumlichen und exekutiven Funktionen erkennen. Das Testprofil war in sich konsistent und ließ sich ohne Widersprüche mit dem selbst erhobenen psychopathologischen Befund abgleichen, es war plausibel in Beziehung zur der Beschwerdenschilderung und den Informationen über das Funktionsniveau im Alltag zu setzen. Alle durchgeführten Beschwerdenvaliditätstests und die überprüften eingebetteten Beschwerdenvalidierungsindikatoren fielen unauffällig aus.

Damit konnte die Feststellung mittelschwerer kognitiver Störungen nach Schädelhirntrauma (bzw. nach ICD-10 F07.2 – organisches Psychosyndrom nach Schädelhirntrauma) getroffen werden. Trotz der nicht unbegründeten initialen Bedenken des Versicherers, die in weiteren Rückfragen aufgelöst werden konnten, wurde schließlich die Leistungspflicht anerkannt.

Der Proband wurde nachdrücklich ermutigt, eine ihm bereits mehrfach nahegelegte Therapie in einer neurokognitiv orientierten Tagesklinik in Anspruch zu nehmen, was er, wie später zu erfahren war, nunmehr auch tat.

Einer komplett unauffälligen Beschwerdenvalidierung kommt in Fallkonstellationen wie der hier geschilderten eine besondere Bedeutung zu. Wenngleich sie etwaige Manipulationstendenzen oder negative Antwortverzerrungen seitens eines Probanden zwar nicht völlig auszuschließen und die Validität des neuropsychologischen Testprofils nicht mit Sicherheit zu belegen vermag, liefert sie dennoch eine unverzichtbare Grundlage dafür, in vielen Fällen mit für die gutachtliche Praxis hinreichender Gewissheit die Validität der erhaltenen Testergebnisse zu belegen.

9 Weiterführende Literatur

Boone, K. B. (Ed.). (2007). *Assessment of feigned cognitive impairment: A neuropsychological perspective*. New York: Guilford.
Carone, D. & Bush, S. S. (2013). Mild traumatic brain injury: Symptom validity assessment and malingering. New York: Springer Publ.
Larrabee, G. J. (Ed.). (2007). *Assessment of malingered neuropsychological deficits*. Oxford: Oxford University Press.
Merten, T. & Dettenborn, H. (Hrsg.). (2009). *Diagnostik der Beschwerdenvalidität*. Berlin: Deutscher Psychologen Verlag.
Morgan, J. E. & Sweet J. J. (Eds.). (2009). *Neuropsychology of malingering casebook*. New York: Psychology Press.

Quellen von besonderer Relevanz (Positionspapiere):

British Psychological Society, Professional Practice Board (2009). *Assessment of effort in clinical testing of cognitive functioning for adults*. Leicester: British Psychological Society.
Bush, S. S., Ruff, R. M., Tröster, A. I., Barth, J. T., Koffler, S. P., Pliskin, N. H., Reynolds, C. R. & Silver, C. H. (National Academy of Neuropsychology Policy & Planning Committee) (2005). Symptom validity assessment: Practice issues and medical necessity. Official position of the National Academy of Neuropsychology. *Archives of Clinical Neuropsychology, 20,* 419–426.
Heilbronner, R. L., Sweet, J. J., Morgan, J. E., Larrabee, G. J., Millis, S. R. & Conference Participants (2009). American Academy of Clinical Neuropsychology consensus conference statement on the neuropsychological assessment of effort, response bias, and malingering. *The Clinical Neuropsychologist, 23,* 1093–1129.

10 Literatur

Allen, L. M., Conder, R. L., Green, P. & Cox, D. R. (1997). *CARB '97 Manual for the Computerized Assessment of Response Bias*. Durham, NC: CogniSyst.
American Educational Research Association, American Psychological Association, & National Council on Measurement in Education (2004). *Standards for educational and psychological testing*. Washington, DC: American Educational Research Association.
American Psychiatric Association (1995). *Diagnostic and statistical manual of mental disorders. Forth Edition. DSM-IV*. International version with ICD-10 codes. Washington, DC: Author.
American Psychological Association (2010). *Publication manual of the American Psychological Association* (6th ed.). Washington: Author.

Ardolf, B.R., Denney, R.L. & Houston, C.M. (2007). Base rates of negative response bias and malingered neurocognitive dysfunction among criminal defendants referred for neuropsychological evaluation. *The Clinical Neuropsychologist, 21,* 899–916.

Ashendorf, L., Constantinou, M. & McCaffrey, R.J. (2004). The effect of depression and anxiety on the TOMM in community-dwelling older adults. *Archives of Clinical Neuropsychology, 19,* 125–130.

Asher, R. (1951). Munchausen's syndrome. *Lancet, 1,* 339–341.

Axelrod, B.N., Barth, J., Faust, D., Fisher, J., Heilbronner, R., Larrabee, G., Pliskin, N. & Silver, C. (2000). Presence of third party observers during neuropsychological testing. Official statement of the National Academy of Neuropsychology. *Archives of Clinical Neuropsychology, 15,* 379–380.

Batt, K., Shores, A. & Chekaluk, E. (2008). The effect of distraction on the Word Memory Test and Test of Memory Malingering performance in patients with a severe brain injury. *Journal of the International Neuropsychological Society, 14,* 1074–1080.

Bauer, L. & McCaffrey, R.J. (2006). Coverage of the Test of Memory Malingering, Victoria Symptom Validity Test, and Word Memory Test on the Internet: Is test security threatened? *Archives of Clinical Neuropsychology, 21,* 121–126.

Bauer, L., O'Bryant, S.E., Lynch, J.K., McCaffrey, R.J. & Fisher, J.M. (2007). Examining the Test of Memory Malingering Trial 1 and Word Memory Test Immediate Recognition as screening tools for insufficient effort. *Assessment, 14,* 215–222.

Benton, A.L., Sivan, A.B., Hamsher, K. deS., Varney, N.R. & Spreen, O. (1994). *Contributions to neuropsychological assessment. A clinical manual* (2nd ed.). New York: Oxford University Press.

Berry, D.T.R. & Nelson, N.W. (2010). DSM-5 and malingering: A modest proposal. *Psychological Injury and Law, 3,* 295–303.

Bianchini, K.J., Greve, K.W. & Glynn, G. (2005). On the diagnosis of malingered pain-related disability: Lessons from cognitive malingering research. *Spine Journal, 5,* 404–417.

Bikowski, J.W.W. (1996). *Die „Schmerz-Simulations-Skala" als Beitrag zur Erkennung von Aggravation bei der gutachterlichen Beurteilung von Schmerzen.* Dissertation. Medizinische Fakultät der Universität Ulm.

Binder, L.M. & Pankratz, L. (1987). Neuropsychological evidence of a factitious memory complaint. *Journal of Clinical and Experimental Neuropsychology, 9,* 167–171.

Blaskewitz, N. (in Druck). Rey Fifteen-Item Test (FIT), auch: Rey Memory Test (RMT) [Testrezension]. In D. Schellig, R. Drechsler, D. Heinemann, B. Schächtele & W. Sturm (Hrsg.), *Handbuch neuropsychologischer Testverfahren.* (Bd. 2.) Göttingen: Hogrefe.

Blaskewitz, N. & Merten, T. (2007). Diagnostik der Beschwerdenvalidität – Diagnostik bei Simulationsverdacht: ein Update 2002 bis 2005. *Fortschritte der Neurologie Psychiatrie, 45,* 831–847.

Blaskewitz, N., Merten, T. & Brockhaus, R. (2009). Detection of suboptimal effort with the Rey Complex Figure Test and Recognition Trial. *Applied Neuropsychology, 16,* 54–61.

Blaskewitz, N., Merten, T. & Kathmann, N. (2008). Performance of children on symptom validity tests: TOMM, MSVT, and FIT. *Archives of Clinical Neuropsychology, 23,* 379–391.

Boone, K.B. (Ed.). (2007). *Assessment of feigned cognitive impairment: A neuropsychological perspective.* New York: Guilford.

Brickenkamp, R. (2002). *Test d2 – Aufmerksamkeits-Belastungs-Test.* Manual (9. Aufl.). Göttingen: Hogrefe.

Brickenkamp, R., Schmidt-Atzert, L. & Liepmann, D. (2010). *Test d2 – Revision. Aufmerksamkeits- und Konzentrationstest.* Manual. Göttingen: Hogrefe.

British Psychological Society, Professional Practice Board (2009). Assessment of effort in clinical testing of cognitive functioning for adults. Leicester: British Psychological Society.

Brockhaus, R. & Merten, T. (2004). Neuropsychologische Diagnostik suboptimalen Leistungsverhaltens mit dem Word Memory Test. *Nervenarzt, 75,* 882–887.

Brockmeyer, M. (2009). Simulation und Aggravation aus sozialrichterlicher Sicht. In T. Merten & H. Dettenborn (Hrsg.), *Diagnostik der Beschwerdenvalidität* (S. 280–287). Berlin: Deutscher Psychologen Verlag.

Brooks, L., Johnson-Greene, D., Lattie, E., & Ference, T. (2012). The relationship between performances on neuropsychological symptom validity testing and the MCMI-III in patients with fibromyalgia. *The Clinical Neuropsychologist, 26,* 816–831.

Bush, S. S. (2007). Ethische Aspekte der Diagnostik der Beschwerdenvalidität. *Praxis der Rechtspsychologie, 17,* 63–82.

Bush, S. S., Connell, M. A. & Denney, R. L. (2006). *Ethical practice in forensic psychology: A systematic model for decision making.* Washington, DC: American Psychological Association.

Bush, S. S., Ruff, R. M., Tröster, A. I., Barth, J. T., Koffler, S. P., Pliskin, N. H., Reynolds, C. R. & Silver, C. H. (National Academy of Neuropsychology Policy & Planning Committee) (2005). Symptom validity assessment: Practice issues and medical necessity. Official position of the National Academy of Neuropsychology. *Archives of Clinical Neuropsychology, 20,* 419–426.

Bush, S. S., Ruff, R. M., Tröster, A. I., Barth, J. T., Koffler, S. P., Pliskin, N. H., Reynolds, C. R. & Silver, C. H. (2006). Diagnostik der Beschwerdenvalidität: Praktische Gesichtspunkte und medizinische Erfordernisse. *Neurologie & Rehabilitation, 12,* 69–74. Wiederabdruck (2007) in: *Praxis der Rechtspsychologie, 17,* 155–166.

Carone, D. A. (2008). Children with moderate/severe brain damage/dysfunction outperform adults with mild-to-no brain damage on the Medical Symptom Validity Test. *Brain Injury, 22,* 960–971.

Carone, D. A., Iverson, G. L. & Bush, S. S. (2010). A model to approaching and providing feedback to patients regarding invalid test performance in clinical neuropsychological evaluations. *The Clinical Neuropsychologist, 24,* 759–578.

Carragee, E. J. (2008). Validity of self-reported history in patients with acute back or neck pain after motor vehicle accidents. *Spine Journal, 8,* 311–319.

Chafetz, M. D., Abrahams, J. P. & Kohlmaier, J. (2007). Malingering on the Social Security Disability Consultative Exam: A new rating scale. *Archives of Clinical Neuropsychology, 22,* 1–14.

Cima, M., Hollnack, S., Kremer, K., Knauer, E., Schellbach-Matties, R., Klein, B. & Merckelbach, H. (2003). „Strukturierter Fragebogen Simulierter Symptome". Die deutsche Version des „Structured Inventory of Malingered Symptomatology: SIMS". *Nervenarzt, 74,* 977–986.

Constantinou, M. & McCaffrey, R. J. (2003). Using the TOMM for evaluating children's effort to perform optimally on neuropsychological measures. *Child Neuropsychology, 9,* 81–90.

Dandachi-FitzGerald, B., Ponds, R. W. H. M., Peters; M. J. V. & Merckelbach, H. (2011). Cognitive underperformance and symptom over-reporting in a mixed psychiatric sample. *The Clinical Neuropsychologist, 25,* 812–828.

Davis, J. J., Ramos, C. K., Sherer, C. M., Bertram, D. M. & Wall, J. R. (2009). Use of consistency on the TOMM to assess effort (Abstract). *Archives of Clinical Neuropsychology, 24,* 456.

Delis, D. C., Kramer, J. H., Kaplan, E. & Ober, B. A. (2000). *California Verbal Learning Test – Second Edition, Adult Version.* San Antonio, TX: The Psychological Corporation.

Denney, R. L. (1996). Symptom validity testing of remote memory in a criminal forensic setting. *Archives of Clinical Neuropsychology, 11,* 589–603.

Deutsche Rentenversicherung (Hrsg.). (2011). *Sozialmedizinische Begutachtung für die gesetzliche Rentenversicherung (7. Aufl.).* Berlin: Springer.

Diederichsen, U. (2004). Juristische Voraussetzungen. In K. Foerster, K. (Hrsg.), *Psychiatrische Begutachtung. Ein praktisches Handbuch für Ärzte und Juristen* (4. Aufl., S. 453–502). München: Elsevier.

DIMDI (Hrsg.). (1999). *ICD-10-SGB-V. Internationale statistische Klassifikation der Krankheiten und verwandter Gesundheitsprobleme* (10. Revision. Band I – Systematisches Verzeichnis). Köln: Kohlhammer.

Dohrenbusch, R. (2007). *Begutachtung somatoformer Störungen und chronifizierter Schmerzen. Konzepte – Methoden – Beispiele.* Stuttgart: Kohlhammer.

Dohrenbusch, R. (in Druck). Kontrolle von Antworttendenzen und Beschwerdenvalidierung mittels Fragebogen. In D. Schellig, R. Drechsler, D. Heinemann, B. Schächtele & W. Sturm (Hrsg.), *Handbuch neuropsychologischer Testverfahren* (Bd. 2). Göttingen: Hogrefe Verlag.

Dohrenbusch, R., Nilges, P. & Traue, H. C. (2008). Kommentar: Leitlinie für die Begutachtung von Schmerzen. *Psychotherapeut, 53,* 63–69.

Donders, J. (2005). Performance on the Test of Memory Malingering in a mixed pediatric sample. *Child Neuropsychology, 11,* 221–227.

Drane, D. L., Williamson, D. J., Stroup, E. S., Holmes, M. D., Jung, M., Koerner, E., Chaytor, N., Wilensky, A. J. & Miller, J. W. (2006). Cognitive impairment is not equal in patients with epileptic and psychogenic nonepileptic seizures. *Epilepsia, 47,* 1879–1886.

Dreßing, H. & Foerster, K. (2010). Begutachtung der posttraumatischen Belastungsstörung. *Fortschritte der Neurologie Psychiatrie, 78,* 475–478.

Dressing, H., Foerster, K., Widder, B., Schneider, F. & Falkai, P. (2011). Zur Anwendung von Beschwerdenvalidierungstests in der psychiatrischen Begutachtung. *Nervenarzt, 82,* 388–390.

Dreßing, H., Widder, B. & Foerster, K. (2010). Kritische Bestandsaufnahme zum Einsatz von Beschwerdenvalidierungstests in der psychiatrischen Begutachtung. *Versicherungsmedizin, 62,* 163–167.

Eberl, A. & Wilhelm, H. (2007). *Aggravations- und Simulationstest AST 4.0.* (2. Aufl.). Essen: Mnemo-Verlag.

Eckhardt, A. (1989). *Das Münchhausen-Syndrom. Formen der selbstmanipulierten Krankheit.* München: Urban & Schwarzenberg.

Engel, R. R. (Hrsg.). (2000). *MMPI-2. Minnesota Multiphasic Personality Inventory-2.* Manual. Bern: Huber.

Engel, R. & Goves, J. (2012). *VEI. Verhaltens-* und *Erlebensinventar.* Deutschsprachige Adaptation des Personality Assessment Inventory (PAI) von L. C. Morey 1. Göttingen: Hogrefe.

Fahrenberg, J., Hampel, R. & Selg, H. (2010). *Freiburger Persönlichkeitsinventar (FPI-R). (8., erweiterte Aufl., Manual).* Göttingen: Hogrefe.

Feldman, M. D. (2004). *Playing sick. Untangling the web of Munchausen syndrome, Munchausen by proxy, malingering & factitious disorder.* New York: Routledge.

Festinger, L. & Carlsmith, J. M. (1959). Cognitive consequences of forced compliance. *Journal of Abnormal and Social Psychology, 58,* 203–210.

Flaro, L., Green, P. & Blaskewitz, N. (2009). Die Bedeutung der Beschwerdenvalidierung im Kindesalter. In T. Merten & H. Dettenborn (Hrsg.), *Diagnostik der Beschwerdenvalidität* (S. 125–139). Berlin: Deutscher Psychologen Verlag.

Foerster, K. (1984). *Neurotische Rentenbewerber.* Stuttgart: Enke.

Folstein, M.F., Folstein, S.E. & McHugh, P.R. (1975). „Mini-Mental State“: A practical method for grading the cognitive state of patients for the clinician. *Journal of Psychiatry Research, 12,* 189–198.

Frederick, R.I. (2002). A review of Rey's strategies for detecting malingered neuropsychological impairment. *Journal of Forensic Neuropsychology, 2,* 1–25.

Frederick, R.I. & Bowden, S.C. (2002). The test validation summary. *Assessment, 16,* 215–236.

Frederick, R.I. & Bowden, S.C. (2009). Evaluating constructs represented by symptom validity tests in forensic neuropsychological assessment of traumatic brain injury. *Journal of Head Trauma Rehabilitation, 24,* 105–122.

Gaidzik, P.W. (2007). Rechtsgrundlagen der Begutachtung. In B. Widder & P.W. Gaidzik (Hrsg.), *Begutachtung in der Neurologie* (S. 13–28). Stuttgart: Thieme.

Giger, P. & Merten, T. (2009). Alternativwahlverfahren in der straf- und zivilrechtlichen Begutachtung. In T. Merten & H. Dettenborn (Hrsg.), *Diagnostik der Beschwerdenvalidität* (S. 101–117). Berlin: Deutscher Psychologen Verlag.

Giger, P., Merten, T. & Merckelbach, H. (2012). Tatbezogene Amnesien – authentisch oder vorgetäuscht? *Fortschritte der Neurologie Psychiatrie, 80,* 368–381.

Gorny, I. & Merten, T. (2005). Symptom information – warning – coaching: How do they affect successful feigning in neuropsychological assessment? *Journal of Forensic Neuropsychology, 4* (4), 71–97.

Green, P. (2003). *Green's Word Memory Test.* User's Manual. Edmonton: Green's Publishing.

Green, P. (2004). *Green's Medical Symptom Validity Test (MSVT) for Microsoft Windows.* User's Manual. Edmonton, Canada: Green's Publishing.

Green, P. (2007). The pervasive influence of effort on neuropsychological tests. *Physical Medicine and Rehabilitation Clinics of North America, 18,* 43–68.

Green, P. (2008). *Green's Non-Verbal Medical Symptom Validity Test (NV-MSVT) for Microsoft Windows.* User's Manual 1.0. Edmonton, Canada: Green's Publishing.

Green, P., Allen, L. & Astner, K. (1995). *Manual of the Computerized Word Memory Test.* Durham, NC: CogniSyst.

Green, P. & Flaro, L. (2003). Word Memory Test performance in children. *Child Neuropsychology, 9,* 189–207.

Green, P., Flaro, L., Brockhaus, R. & Montijo, J. (2012). Performance on the WMT, MSVT, and NV-MSVT in children with developmental disabilities and in adults with mild traumatic brain injury. In C.R. Reynolds & A.M. Horton (Eds.), *Detection of malingering during head injury litigation* (2nd ed., pp. 201–220). New York: Plenum Press.

Green, P., Gervais, R. & Merten, T. (2005). Das Memory Complaints Inventory (MCI): Gedächtnisstörungen, Beschwerdenschilderung und Leistungsmotivation. *Neurologie & Rehabilitation, 11,* 139–144.

Green, P. & Merten, T. (2013). Noncredible explanations of noncredible performance on symptom validity tests. In D.A. Carone & S.S. Bush (Eds.), *Mild traumatic brain injury: Symptom validity assessment and malingering* (pp. 73–100). New York: Springer.

Green, P., Montijo, J. & Brockhaus, R. (2011). High specificity of the Word Memory Test and Medical Symptom Validity Test in groups with severe verbal memory impairment. *Applied Neuropsychology, 18,* 86–94.

Green, P., Rohling, M.L., Lees-Haley, P.R. & Allen, L.M. (2001). Effort has a greater effect on test scores than severe brain injury in compensation claimants. *Brain Injury, 15,* 1045–1060.

Greiffenstein, M. F., Baker, W. J. & Gola, T. (1994). Validation of malingered amnesia measures with a large clinical sample. *Psychological Assessment, 6,* 218–224.
Greve, K. W. & Bianchini, K. J. (2009). Schmerz und Beschwerdenvalidierung. In T. Merten & H. Dettenborn (Hrsg.), *Diagnostik der Beschwerdenvalidität* (S. 193–229). Berlin: Deutscher Psychologen Verlag.
Gubbay, J. (o. J.). *Guidelines for 1-In-5 Test.* Unpublished Manuscript. Sydney.
Gudjonsson, G. S. & Shackleton, H. (1986). The pattern of scores on Raven's Matrices during ‚faking bad' and ‚non-faking' performance. *British Journal of Clinical Psychology, 25,* 35–41.
Hartje, W. (2004). *Neuropsychologische Begutachtung.* Göttingen: Hogrefe.
Hartman, D. E. (2002). The unexamined lie is a lie worth fibbing: Neuropsychological malingering and the Word Memory Test. *Archives of Clinical Neuropsychology, 17,* 709–714.
Hausotter, W. (2007). „Beistände" bei Begutachtungen – aus Sicht des medizinischen Sachverständigen. *Der medizinische Sachverständige, 103,* 27–29.
Heaton, R. K., Chelune, G. J., Talley, J. L., Kay, G. G. & Curtiss, G. (1993). *Wisconsin Card Sorting Test manual – revised and expanded.* Odessa, FL: Psychological Assessment Resources.
Heilbronner, R. L., Sweet, J. J., Morgan, J. E., Larrabee, G. J., Millis, S. R. & Conference Participants (2009). American Academy of Clinical Neuropsychology consensus conference statement on the neuropsychological assessment of effort, response bias, and malingering. *The Clinical Neuropsychologist, 23,* 1093–1129.
Helmstaedter, C., Lendt, M. & Lux, S. (2001). *VLMT – Verbaler Lern- und Merkfähigkeitstest.* Manual. Göttingen: Beltz Test.
Henry, M. (2009). Beschwerdenvalidierungstests in der zivil- und sozialrechtlichen Begutachtung: Verfahrensüberblick. In T. Merten & H. Dettenborn (Hrsg.), *Diagnostik der Beschwerdenvalidität* (S. 118–161). Berlin: Deutscher Psychologen Verlag.
Henry, M., Merten, T. & Wallasch, T. (2008). Semantische Demenz. Ein kasuistischer Beitrag zur Differenzialdiagnostik der degenerativen Demenzen. *Fortschritte der Neurologie Psychiatrie, 76,* 453–464.
Henry, M., Merten, T., Wolf, S. a. & Harth, S. (2010). Nonverbal Medical Symptom Validity Test performance of elderly healthy adults and clinical neurology patients. *Journal of Clinical and Experimental Neuropsychology, 32,* 19–27.
Hermans, H. J. M. (1976). *LMT-J. Leistungsmotivationstest für Jugendliche.* Deutsche Fassung von Udo Undeutsch. Amsterdam: Swets & Zeitlinger.
Heubrock, D. (2008). Neuropsychologische Begutachtung im Sozialrecht. Die Diagnostik von Hirnfunktionsstörungen bei Verdacht auf nicht authentisches Antwortverhalten. *Praxis der Rechtspsychologie, 18,* 258–280.
Heubrock, D. & Petermann, F. (2000). *Testbatterie zur Forensischen Neuropsychologie, TBFN.* Testmanual. Neuropsychologische Diagnostik bei Simulationsverdacht. Frankfurt: Swets Test Services.
Hiscock, M. & Hiscock, D. (1989). Refining the forced-choice method for the detection of malingering. *Journal of Clinical and Experimental Neuropsychology, 11,* 967–974.
Horner, M. D., Bedwell, J. S. & Duong, A. (2006). Abbreviated form of the Test of Memory Malingering. *International Journal of Neuroscience, 116,* 1181–1186.
Hurley, K. E. & Deal, P. W. (2006). Assessment instruments measuring malingering used with individuals who have mental retardation: Potential problems and issues. *Mental Retardation, 44,* 112–119.
Hyman, R. (1989). The psychology of deception. *Annual Review of Psychology, 40,* 133–154.

Iverson, G. L. (2003). Detecting malingering in civil forensic evaluations. In A. M. Horton & L. C. Hartlage (Eds.), *Handbook of forensic neuropsychology* (pp. 137–177). New York: Springer.

Iverson, G. L. (2005). Outcome from mild traumatic brain injury. *Current Opinion in Psychiatry, 18,* 301–317.

Iverson, G. L. (2006). Ethical issues associated with the assessment of exaggeration, poor effort, and malingering. *Applied Neuropsychology, 13,* 77–90.

Iverson, G. L. (2012, March). *Challenges in the selection and use of symptom validity assessment measures.* Paper read at the Ninth World Congress of the International Brain Injury Association, Edinburgh.

Jaspers, K. (1912). Die phänomenologische Forschungsrichtung in der Psychopathologie. *Zeitschrift für die gesamte Neurologie und Psychiatrie, 9,* 391–408.

Jones, A. B. & Llewellyn, L. J. (1917). *Malingering or the simulation of disease.* London: Heinemann.

Kaiser, V. (2009). Sicherheit und Unterstützung des ärztlichen Gutachters gegenüber kritischen Reaktionen. *Der medizinische Sachverständige, 105,* 192–98.

Kapur, N. (1994). The Coin-in-the-Hand test: A new „bedside" test for the detection of malingering in patients with suspected memory disorder. *Journal of Neurology, Neurosurgery and Psychiatry, 57,* 385–386.

Kassin, S. M., Appleby, S. C. & Perillo, J. T. (2010). Interviewing suspects: Practice, science, and future directions. *Legal and Criminological Psychology, 15,* 39–55.

Kater, H. (2008). *Das ärztliche Gutachten im sozialgerichtlichen Verfahren. Die schwierige Kommunikation zwischen Juristen und Medizinern.* Berlin: Erich Schmidt.

Kaufmann, P. M. (2009). Protecting raw data and psychological tests from wrongful disclosure: A primer on the law and other persuasive strategies. *The Clinical Neuropsychologist, 23,* 1130–1159.

Klumbies, G. (1980). *Psychotherapie in der Inneren und Allgemeinmedizin* (3. Aufl.). Leipzig: S. Hirzel.

Kobelt, A. & Bassler, M. (2012, Februar). *Beschwerdevalidierung in der psychosomatischen Rehabilitation.* Vortrag, 60. Hannoverschen Werkstattgespräch Rehabilitation. Deutsche Rentenversicherung Hannover-Braunschweig.

Lanquillon, S. & Schmidt, T. (2013). *Reported mental health problems – a practical approach to assess their symptom validity.* Workshop. Third European Symposium on Symptom Validity Assessment. Würzburg.

Larochette, A.-C. & Harrison, A. G. (2012). Word Memory Test performance in Canadian adolescents with learning disabilities: A preliminary study. *Applied Neuropsychology: Child, 1,* 38–47.

Larrabee, G. J. (2003). Detection of malingering using atypical performance patterns on standard neuropsychological tests. *The Clinical Neuropsychologist, 17,* 410–425.

Larrabee, G. J. (2005). A scientific approach to forensic neuropsychology. In G. J. Larrabee (Ed.), *Forensic neuropsychology: A scientific approach* (pp. 3–28). Oxford: Oxford University Press.

Larrabee, G. J. (Ed.). (2007). *Assessment of malingered neuropsychological deficits.* Oxford: Oxford University Press.

Larrabee, G. J., Greiffenstein, M. F., Greve, K. W. & Bianchini, K. J. (2007). Refining diagnostic criteria for malingering. In G. J. Larrabee (Ed.), *Assessment of malingered neuropsychological deficits* (pp. 335–371). Oxford: Oxford University Press.

Lautenbacher, S. & Gauggel, S. (Hrsg.). (2010). *Neuropsychologie psychischer Störungen* (2. Aufl.). Berlin: Springer.

Lee, A., Boone, K. B., Lesser, I., Wohl, M., Wilkins, S. & Parks, C. (2000). Performance of older depressed patients on two cognitive malingering tests: False positive rates for the Rey 15-item Memorization and Dot Counting Tests. *The Clinical Neuropsychologist, 14,* 303–308.

Lees-Haley, P. R., English, L. T. & Glenn, W. J. (1991). A Fake Bad Scale on the MMPI-2 for personal injury claimants. *Psychological Reports, 68,* 208–210.

Locke, D. E. C., Smigielski, J. S., Powell, M. R. & Stevens, S. R. (2008). Effort issues in post acute outpatient acquired brain injury rehabilitation seekers. *Neurorehabilitation, 23,* 273–281.

MacAllister, W. S., Nakhutina, L., Bender, H. A., Karantzoulis, S. & Carlson, C. (2009). Assessing effort during neuropsychological evaluation with the TOMM in children and adolescents with epilepsy. *Child Neuropsychology, 16,* 521–531.

Meins, W. (2010). Grenzen und Irrwege psychiatrischer Begutachtung. *Der medizinische Sachverständige, 106,* 153–157.

Merckelbach, H., Jelicic, M. & Pieters, M. (2011). The residual effect of feigning: How intentional faking may evolve into a less conscious form of symptom reporting. *Journal of Clinical and Experimental Neuropsychology, 33,* 131–139.

Merckelbach, H. & Merten, T. (2012). A note on cognitive dissonance and malingering. *The Clinical Neuropsychologist, 26,* 1217–1229.

Merten, T. (2001). Über Simulation, artifizielle und somatoforme Störungen – eine konzeptionelle Verwirrung. *Zeitschrift für Klinische Psychologie, Psychiatrie und Psychotherapie, 49,* 417–434.

Merten, T. (2002). Fragen der neuropsychologischen Diagnostik bei Simulationsverdacht. *Fortschritte der Neurologie Psychiatrie, 70,* 126–138.

Merten, T. (2005). Der Stellenwert der Symptomvalidierung in der neuropsychologischen Begutachtung: eine Positionsbestimmung. *Zeitschrift für Neuropsychologie, 16,* 29–45.

Merten, T. (2006). Neue Aspekte in der Beurteilung psychoreaktiver und neuropsychologischer Störungen als Leistungsgrund – Nicht authentische Beschwerden: vorgetäuschte neuropsychologische Störungen. *Der medizinische Sachverständige, 102,* 58–62.

Merten, T. (2010). Diagnostik bei Verdacht auf negative Antwortverzerrungen bei geltend gemachten kognitiven Störungen im Rahmen einer Depression – Herr K., 56 Jahre. In K. D. Kubinger & T. M. Ortner (Hrsg.), *Psychologische Diagnostik in Fallbeispielen* (S. 515–529). Göttingen: Hogrefe.

Merten, T. (2011). Beschwerdenvalidierung bei der Begutachtung kognitiver und psychischer Störungen. *Fortschritte der Neurologie und Psychiatrie, 79,* 102–116.

Merten, T., Bossink, L. & Schmand, B. (2007). On the limits of effort testing: Symptom validity tests and severity of neurocognitive symptoms in nonlitigant patients. *Journal of Clinical and Experimental Neuropsychology, 29,* 308–318.

Merten, T. & Dohrenbusch, R. (2012). Psychologische Methoden der Beschwerdenvalidierung. In W. Schneider, P. Henningsen, R. Dohrenbusch, H.-J. Freyberger, H. Irle, V. Köllner & B. Widder (Hrsg.), *Begutachtung bei psychischen und psychosomatischen Erkrankungen* (S. 186–222). Autorisierte Leitlinien und Kommentare. Bern: Huber.

Merten, T., Dohrenbusch, R., Stevens, A. & Kutzner, M. (2011). *Psychologische Begutachtung in der Berufsunfähigkeits-Versicherung.* Köln: General Reinsurance AG.

Merten, T., Friedel, E., Mehren, G. & Stevens, A. (2007). Über die Validität von Persönlichkeitsprofilen in der nervenärztlichen Begutachtung. *Nervenarzt, 78,* 511–520.

Merten, T. & Merckelbach, H. (2013a). Symptom validity testing in somatoform and dissociative disorders: A critical review. *Psychological Injury and Law, 6,* 122–137.

Merten, T. & Merckelbach, H. (2013b). Forced-choice tests as experiments in the differential diagnosis of intentional symptom distortion. *Journal of Experimental Psychopathology, 4,* 20–37.

Merten, T. & Puhlmann, H. U. (2004). Symptomvalidierungstestung (SVT) bei Verdacht auf eine Simulation oder Aggravation neurokognitiver Störungen: ein Fallbericht. *Versicherungsmedizin, 56,* 67–71.

Meyers, J. E. & Meyers, K. R. (1995). *Rey Complex Figure Test and Recognition Trial.* Professional Manual. Lutz, FL: Psychological Assessment Resources.

Miller, H. A. (2001). *Miller-Forensic Assessment of Symptoms Test.* Professional manual. Odessa, FL: Psychological Assessment Resources.

Mittenberg, W., Patton, C., Canyock, E. M. & Condit, D. C. (2002). Base rates of malingering and symptom exaggeration. *Journal of Clinical and Experimental Neuropsychology, 24,* 1094–1102.

Morel, K. R. (2012). *Manual for the Morel Emotional Numbing Test for posttraumatic stress disorder* (3rd ed.). Author.

Müller-Frank, C. (2006). Aggravation als Beweisführungshindernis. Zum Urteil des OLG Frankfurt, 17. 6. 2005, 25 U 87/02. *BUZaktuell,* Heft 1, 21–23.

Nelson, N. W., Sweet, J. J., Berry, D. T. R., Bryant, F. B. & Granacher, R. P. (2007). Response validity in forensic neuropsychology: Exploratory factor analytic evidence of distinct cognitive and psychological constructs. *Journal of the International Neuropsychology Society, 13,* 440–449.

Neumann-Zielke, L., Riepe, J., Roschmann, R., Schötzau-Fürwentsches, P. & Wilhelm, H. (2009). Leitlinie „Neuropsychologische Begutachtung". *Zeitschrift für Neuropsychologie, 20,* 69–83. Wiederveröffentlichung in *Aktuelle Neurologie, 36,* 180–189.

Niemann, H., Sturm, W., Thöne-Otto, A. I. T. & Willmes, K. (2008). *California Verbal Learning Test (CVLT) – Deutsche Adaptation.* Frankfurt/Main: Pearson Assessment.

Nies, K. J. & Sweet, J. J. (1994). Neuropsychological assessment of malingering: A critical review of past and present strategies. *Archives of Clinical Neuropsychology, 9,* 501–552.

O'Bryant, S. E., Engel, L. R., Kleiner, J. S., Vaterling, J. J. & Black, F. W. (2007). Test of Memory Malingering (TOMM) Trial 1 as a screening measure for insufficient effort. *The Clinical Neuropsychologist, 21,* 511–521.

Ord, J. S., Greve, K.W, Bianchini, K. J. & Aguerrevere, L. E. (2010). Executive dysfunction in trauma-injury severity and effort on the Wisconsin Card Sorting Test. *Journal of Clinical and Experimental Neuropsychology, 32,* 132–140.

Osterrieth, P.-A. (1945). Le test de copie d'une figure complexe: Contribution à l'étude de la perception et de le mémoire. *Archives de Psychologie, 30,* 205–353.

Pankratz, L. (1983). A new technique for the assessment and modification of feigned memory deficit. *Perceptual and Motor Skills, 57,* 367–372.

Peeters, J. V., van Oorsouw, K. I. M., Jelicic, M. & Merckelbach, H. (2013). Let's use those tests! Evaluations of crime-related amnesia claims. *Memory, 21,* 599–607.

Raecke, J. (1919). Ueber Aggravation und Simulation geistiger Störung. *Archiv für Psychiatrie und Nervenkrankheiten, 60,* 521–603.

Reitan, R. M. (1992). *Trail Making Test.* Manual for Administration and Scoring. South Tucson, AZ: Reitan Neuropsychology Laboratory.

Rey, A. (1941). L'examen psychologique dans les cas d'encéphalopathie traumatique. *Archives de Psychologie, 28,* 286–340.

Rey, A. (1958). *L'examen clinique en psychologie.* Paris: Presses Universitaires de France.

Rienstra, A., Groot, P. F. C., Spaan, P. E. J., Maioie, C. B. L. M., Nederveen, A. J., Walstra, G. J. M., de Jonghe, J. F. M., van Gool, W. A., Olabarriaga, S. D., Korkhov, V. V. &

Schmand, B. (2013). Symptom validity testing in memory clinics: Hippocampal-memory associations and relevance for diagnosing MCI. *Journal of Clinical and Experimental* Neuropsychology, *35,* 59–70.
Rogers, R. (1990). Models of feigned mental illness. *Professional Psychology: Research and Practice, 21,* 182–188.
Rogers, R., Bender, S.D. & Johnson, S.F. (2011). A critical analysis of the MND criteria for feigned cognitive impairment: Implications for forensic practice and research. *Psychological Injury and Law, 4,* 147–156.
Rogers, R., Harrell, E.H. & Liff, C.D. (1993). Feigning neuropsychological impairment: A critical review of methodological and clinical considerations. *Clinical Psychology Review, 13,* 255–275.
Rogers, R., Sewell, K.W. & Gillard, N.D. (2010). *Structured Interview of Reported Symptoms, 2nd edition (SIRS- 2).* Professional Manual. Lutz, FL: Psychological Assessment Resources.
Rogers, R., Sewell, K.W. & Goldstein, A.M. (1994). Explanatory models of malingering: A prototypical analysis. *Law and Human Behavior, 18,* 543–552.
Rosen, G.M. (2005). DSM's cautionary guideline to rule out malingering can protect the PTSD data base. *Anxiety Disorders, 20,* 530–535.
Rudman, N., Oyebode, J.R., Jones, C.A. & Bentham, P. (2011). An investigation into the validity of effort tests in a working age dementia population. *Aging & Mental Health, 15,* 47–57.
Ruiz, M.A., Drake, E.B., Glass, A., Marcotte, D. & van Gorp, W.G. (2002). Trying to beat the system: Misuse of the Internet to assist in avoiding the deception of psychological symptom dissimulation. *Psychological Psychology: Research and Practice, 33,* 294–299.
Rüsseler, J., Brett, A., Klaue, U., Sailer, M. & Münte, T. (2008). The effect of coaching on the simulated malingering of memory impairment. *BMC Neurology, 8,* 37.
Schellig, D., Drechsler, R., Heinemann, D., Schächtele, B. & Sturm, W. (Hrsg.). (in Druck). *Handbuch neuropsychologischer Testverfahren (*Bd. 2.) Göttingen: Hogrefe.
Schmand, B. & Lindeboom, J. (2005). *Amsterdam Short-Term Memory Test. Amsterdamer Kurzzeitgedächtnistest.* Manual, Handanweisung. Leiden, NL: PITS.
Schmand, B., Lindeboom, J., Schagen, S., Heijt, R., Koene, T. & Hamburger, H.L. (1998). Cognitive complaints in patients after whiplash injury: The impact of malingering. *Journal of Neurology, Neurosurgery, and Psychiatry, 64,* 339–343.
Schmidt, T., Lanquillon, S. & Ullmann, U. (2011). Kontroverse zu Beschwerdenvalidierungsverfahren bei der Begutachtung psychischer Störung. *Forensische Psychiatrie Psychologie Kriminologie, 5,* 177–183.
Schmidtke, K. & Vollmer-Schmolck, H. (1999). Autobiographisches Altgedächtnisinterview und semantisches Altgedächtnisinventar. *Zeitschrift für Neuropsychologie, 10,* 13–23.
Schneider, W., Henningsen, P., Dohrenbusch, R., Freyberger, H.J., Irle, H., Köllner, V. & Widder, B. (Hrsg.). (2012). *Begutachtung bei psychischen und psychosomatischen Erkrankungen. Autorisierte Leitlinien und Kommentare.* Bern: Huber.
Sharland, M.J. & Gfeller, J.D. (2007). A survey of neuropsychologists' beliefs and practices with respect to the assessment of effort. *Archives of Clinical Neuropsychology, 22,* 213–223.
Simon, M.J. (2007). Performance of mentally retarded forensic patients on the Test of Memory Malingering. *Journal of Clinical Psychology, 63*, 339–344.
Slater, E. (1965). Diagnosis of „hysteria". *British Medical Journal, 1,* 1395–1399.

Slick, D.J., Sherman, E.M.S. & Iverson, G.L. (1999). Diagnostic criteria for malingered neurocognitive dysfunction: proposed standards for clinical practice and research. *The Clinical Neuropsychologist, 13,* 545–561.

Stellpflug, M.H. & Berns, I. (2006). *Musterberufsordnung für die Psychologischen Psychotherapeuten und Kinder- und Jugendlichenpsychotherapeuten.* Text und Kommentierung. Heidelberg: Psychotherapeutenverlag.

Stevens, A., Friedel, E., Mehren, G. & Merten, T. (2008). Malingering and uncooperativeness in psychiatric and psychological assessment: Prevalence and effects in a German sample of claimants. *Psychiatry Research, 157,* 191–200.

Strauss, E., Hultsch, D.F., Hunter, M., Slick, D.J., Patry, B. & Levy-Bencheton, J. (1999). Using intraindividual variability to detect malingering in cognitive performance. *The Clinical Neuropsychologist, 13,* 420–432.

Suhr, J.A. & Gunstad, J. (2007). Coaching and malingering: A review. In G.J. Larrabee (Ed.), *Assessment of malingered neuropsychological deficits* (pp. 287–311). Oxford: Oxford University Press.

Sullivan, B.K., May, K. & Galbally, L. (2007). Symptom exaggeration by college adults in attention-deficit hyperactivity disorder and learning disorder assessments. *Applied Neuropsychology, 14,* 189–207.

Sweet, J.J. & Guidotti Breting, L.M. (2013). Symptom validity test research: Status and clinical implications. *Journal of Experimental Psychopathology, 4,* 6–19.

Thies, E. (2012). *Der deutsche MMPI-2: Effektivität der Validitätsskalen in der Aufdeckung von Antwortverzerrung.* Marburg: Tectum.

Tombaugh, T.N. (1996). *Test of Memory Malingering (TOMM).* North Tonawanda: Multi-Health Systems.

Tsanadis, J., Montoya, E., Hanks, R.A., Millis, S.R., Fichtenberg, N.L. & Axelrod, B.N. (2008). Brain injury severity, litigation status, and self-report of postconcussive symptoms. *The Clinical Neuropsychologist, 22,* 1080–1092.

Tydecks, S., Merten, T. & Gubbay, J. (2006). The Word Memory Test and the One-in-Five-Test in an analogue study with Russian-speaking participants. *International Journal of Forensic Psychology, 1* (3), 29–37.

Vanderploeg, R.D. (1994). Interview and testing: the data-collection phase of neuropsychological evaluations. In R.D. Vanderploeg (Ed.), *Clinician's guide to neuropsychological assessment* (pp. 1–41). Hillsdale, NJ: Erlbaum.

Vanderploeg, R.D. & Curtiss, G. (2001). Malingering assessment: Evaluation of validity of performance. *NeuroRehabilitation, 16,* 245–251.

van Egmond, J.J. & Kummeling, I. (2002). A blind spot for secondary gain affecting treatment outcome. *European Psychiatry, 17,* 46–54.

van Oorsouw, K. I. M. & Merckelbach, H. L. G. J. (2004). Feigning amnesia undermines memory for a mock crime. *Applied Cognitive Psychology, 18,* 505–518.

van Oorsouw, K. & Merckelbach, H. (2010). Detecting malingered memory problems in the civil and criminal arena. *Legal and Criminological Psychology, 15,* 97–114.

von Aster, M., Neubauer, A. & Horn, R. (Hrsg.). (2006). *Wechsler-Intelligenztest für Erwachsene WIE.* Deutschsprachige Bearbeitung und Adaptation des WAIS-III von David Wechsler. Manual. Frankfurt/Main: Harcourt Test Services.

Vossler-Thies, E., Stevens, A., Engel, R.R. & Licha, C. (2013). Erfassung negativer Antwortverzerrungen mit der deutschen Fassung des „Personality Assessment Inventory“, dem „Verhaltens- und Erlebensinventar“. *Diagnostica, 59,* 73–85.

Wallis, B.J. & Bogduk, N. (1996). Faking a profile: Can naive subjects simulate whiplash responses? *Pain, 66,* 223–227.

Walters, G. D., Berry, D. T. R., Rogers, R., Payne, J. W. & Granacher, R. P. (2009). Feigned neurocognitive deficit: Taxon or dimension? *Journal of Clinical and Experimental Neuropsychology, 31,* 584–593.
Wechsler, D. (1981). *Wechsler Adult Intelligence Scale – Revised.* San Antonio, TX: Psychological Corporation.
Wechsler, D. (1987). *Wechsler Memory Scale – Revised.* San Antonio, TX: The Psychological Corporation.
West, L. K., Curtis, K. L., Greve, K. W. & Bianchini, K. J. (2011). Memory in traumatic brain injury: The effects of injury severity and effort on the Wechsler Memory Scale-III. *Journal of Neuropsychology, 5,* 114–125.
Wetter, M. W. & Corrigan, S. K. (1995). Providing information to clients about psychological tests: A survey of attorneys' and law students' attitudes. *Professional Psychology: Research and Practice, 26,* 474–477.
Widder, W. (2011). Beschwerdenvalidierung. In W. Widder & P. W. Gaidzik (Hrsg.). *Begutachtung in der Neurologie* (2. Aufl., S. 64–92). Stuttgart: Thieme.
Widder, B., Egle, U. T., Foerster, K. & Schiltenwolf, M. (2008). Erwiderung [zu Dohrenbusch, Nilges & Traue, 2008]. *Psychotherapeut, 53,* 68–69.
Wilhelm, H. & Roschmann, R. (2007). *Neuropsychologische Gutachten. Ein Leitfaden für Psychologen, Ärzte, Juristen und Studierende.* Stuttgart: Kohlhammer.
Wurzer, W. (1992). *Das posttraumatische organische Psychosyndrom. Psychologische Diagnostik, Begutachtung und Behandlung.* Wien: WUV Universitätsverlag.
Ylioja, S. G., Baird, A. D. & Podell, K. (2009). Developing a spatial analogue of the Reliable Digit Span. *Archives of Clinical Neuropsychology, 24,* 729–739.
Youngjohn, J. R. (1995). Confirmed attorney coaching prior to neuropsychological evaluation. *Assessment, 2,* 279–283.
Zillmer, E. A. (2003). Introduction to a special issue on psychological and neuropsychological assessment in the forensic setting: Art or science? *Assessment, 10,* 318–320.
Zimmermann, P. & Fimm, B. (2002). *Testbatterie zur Aufmerksamkeitsprüfung (TAP).* Version 1.7. Handbuch Teil 1. Herzogenrath: Psytest.

11 Anhang

Bestimmung exakter Wahrscheinlichkeiten nach der Binomialverteilung

Exakte kumulative Wahrscheinlichkeiten zur Hypothesenprüfung bei Alternativwahlverfahren mit 100 Einzelversuchen

Die in Tabelle 6 (S. 32) beispielhaft für 100 Versuchsdurchgänge wiedergegebenen kumulativen Wahrscheinlichkeiten lassen sich für andere *k* und gegebenenfalls auch für Ratewahrscheinlichkeiten, die von 50 Prozent abweichen, einfach mithilfe von handelsüblicher Software (z. B. Microsoft Excel oder Open Office) oder kostenfrei zugänglicher Internetrechner bestimmen. Unter Excel beispielsweise erfolgt die Berechnung mit dem Funktionsassistenten, Statistik, BINOMVERT, wobei folgende Eingaben zu machen sind:

BINOMVERT(Zahl_Erfolge;Versuche;Erfolgswahrsch;Kumuliert)

- *Zahl_Erfolge:* Zahl der günstigen Ereignisse der Experimente (entspricht Anzahl der richtigen Antworten, *k*)
- *Versuche:* Zahl der unabhängigen Zufallsexperimente (Anzahl der Versuche, also 100 im obigen Beispiel)
- *Erfolgswahrsch.:* Wahrscheinlichkeit für den günstigen Ausgang des Experiments (Ratewahrscheinlich, also 0,5 im Beispiel)
- *Kumuliert:* Wahrheitswert ja/nein (kumulierte oder Einzelwahrscheinlichkeit)

Glossar

Aggravation (im englischen Begriff des malingering enthalten; symptom exaggeration)	Beschwerdenübertreibung, -überhöhung und/ oder -ausweitung, die auf eine externale Zielerreichung hin ausgerichtet ist.[6]
Alternativwahlverfahren (alternative choice test), **Zwangswahlverfahren** (forced-choice test)	Typisches Testformat, bei dem die Antworterfassung mittels Alternativwahl (Wahl zwischen zwei Antwortalternativen) erfolgt. – Die einfachste Form einer solchen Alternativwahl sind Ja-Nein-Antworten. Dieses Format ist für die Beschwerdenvalidierung jedoch nicht anzuwenden, da hier die Signalerkennungstheorie zur Analyse herangezogen werden müsste. Bei der Abgabe von Ja-Nein-Antworten ist der individuelle Grad an Vertrauen, ab wann eine Bejahung oder Verneinung erfolgt, von besonderer Bedeutung. Hier spielen also Schwellenwerte für Entscheidungen, die interindividuell variieren, eine Rolle. Diese treten in den Hintergrund, wenn zwischen zwei qualitativ distinkten Alternativen zwingend eine auszuwählen ist.
Antwortverzerrungen (response bias)	Verhalten einer untersuchten Person, das durch unzutreffende Antworten und fälschliche Auskünfte oder durch ein Testverhalten, das nicht ihren tatsächlichen Leistungsvoraussetzungen entspricht, gekennzeichnet ist und das, wenn nicht erkannt, zu falschen diagnostischen Urteilen führt. Im Kontext der Beschwerdenvalidierung werden in der Regel unter diesem Begriff nur jene Verzerrungen gefasst, die durch die Person manipulativ vorgenommen

6 Von einigen deutschsprachigen Autoren (z.B. Bikowski, 1996) wird auch eine *unbewusste* Beschwerdenüberhöhung, etwa im Rahmen einer somatoformen Störung, unter diesem Begriff gefasst, was aber insbesondere mit Blick auf die internationale Literatur nicht zweckmäßig erscheint. Aus dem gleichen Grund kann auch Heubrock (2008) nicht zugestimmt werden, der den Begriff auch dann verwendet (als sog. Symptom-Aggravation), wenn eine bewusste Krankheitsübertreibung keinem externalen Ziel, sondern lediglich der psychosozialen Anerkennung einer Krankheit dient. Bereits Klumbies (1980) hatte die Aggravation als eine „symptomverwertende Simulation“ charakterisiert.

werden, nicht aber beispielsweise verzerrte Selbstwahrnehmung.

Negative Antwortverzerrungen (negative response bias): Antwortverzerrungen in Richtung auf eine Präsentation von mehr oder schwereren Beschwerden oder Symptomen oder stärkeren Leistungseinschränkungen, als tatsächlich vorhanden sind.

Positive Antwortverzerrungen (positive response bias): Antwortverzerrungen in Richtung auf eine Präsentation von weniger oder geringeren Beschwerden oder Symptomen oder geringeren Leistungseinschränkungen, als tatsächlich vorhanden sind.

Artifizielle Störung
(factitious disorder)

Selbstmanipulierte psychische Störung oder körperliche Erkrankung, bei der eine reflektierte, bewusste Beschwerdenerzeugung, -erfindung oder -ausweitung erfolgt, mit einer internalen Motivation (primärer Krankheitsgewinn). Das Münchhausen-Syndrom (Asher, 1951) wird heute als eine Unterform der artifiziellen Störung aufgefasst, deren wesentliches Merkmal die Erzeugung körperlicher Symptome durch manipulative Eingriffe des Patienten selbst (z. B. Wundmanipulation, Fiebererzeugung, Selbstbeschädigung) ist.

Beschwerdenvalidierung
(symptom validation)
oder Diagnostik der Beschwerdenvalidität (assessment of symptom validity)

Prozess, der zur Beurteilung der Beschwerdenvalidität führt. Der Begriff der Symptomvalidierung sollte heute im Deutschen vermieden werden, da er auf einer ursprünglichen Fehlübersetzung beruht (engl. *symptoms* = Beschwerden; engl. *signs* = Symptome).

In einem weiter gefassten Sinne fasst Widder (2011) aus neurologischer Perspektive unter diesem Begriff alle verfügbaren Methoden der Konsistenz- und Plausibilitätsprüfung zusammen, einschließlich Elektrophysiologie, Medikamentenmonitoring, Beobachtung des Schmerzverhaltens, motorische Leistungsprüfungen und die Realkennzeichen aus der Glaubhaftigkeitsdiagnostik.

Beschwerden-validierungstest BVT (symptom validity test SVT)	Im engeren, ursprünglichen Sinne Bezeichnung für Alternativwahltests, die mittels zufallskritischer Auswertung eine Aussage über mögliche gezielte Antwortmanipulationen durch einen Probanden gestatten. In einem weiteren Sinne werden alle Verfahren, die speziell zur Verifizierung oder Falsifizierung der durch einen Probanden berichteten Beschwerden oder gezeigten Symptome konstruiert wurden, unter dem Begriff der BVT zusammengefasst. In diesem Sinne werden in der jüngeren Literatur *kognitive BVT* (Tests zur Überprüfung der Validität der Ergebnisse von Leistungstests) von *psychologischen BVT* (Fragebögen und Kontrollskalen zur Überprüfung der Validität geltend gemachter Beschwerden) unterschieden. Im weitesten bisher gefassten Sinne (Greve & Bianchini, 2009) werden unter BVT alle psychometrischen Verfahren, Testwerte und Indikatoren verstanden, die zur Erkennung simulativer Tendenzen in jeder ihrer potenziellen Erscheinungsformen verwendet werden.
Beschwerdenvalidität (symptom validity)	Der Grad an Vertrauen, den der Untersucher der Aufrichtigkeit der Beschwerdenschilderung und der Gültigkeit gezeigter Leistungen (psychologische Testergebnisse eingeschlossen) entgegenbringen kann.
Dissimulation (fake good[7])	Verkleinerung, Verniedlichung, Bagatellisierung oder Verleugnung von Beschwerden und Gesundheitsstörungen.
Minder schwere Verdeutlichungs-tendenzen	In Gutachtensituationen häufig anzutreffende milde Form der Beschwerdenverdeutlichung, die eine adäquate Befunderhebung bzgl. Art und Ausmaß von Funktionseinschränkungen durch den Gutachter nicht wesentlich behindert.

7 Zu beachten ist, dass der englische Begriff der *dissimulation* nicht dem deutschen entspricht. Im Englischen stellt er den Oberbegriff für verzerrte Beschwerdendarstellungen dar, schließt also Simulation, Aggravation und Dissimulation ein.

Primärer Krankheitsgewinn (primary gain)

Aus einer Erkrankung oder psychischen Störung gewonnener internaler Gewinn, also ein subjektiver Vorteil, der in der Rolle als Patient, in der Krankenbehandlung selbst, in einem Spannungsabbau oder in einer (angestrebten) innerpsychischen Konfliktlösung liegt.

Sekundärer Krankheitsgewinn (secondary gain)

Aus einer Erkrankung oder psychischen Störung gewonnener externaler Gewinn, also ein Vorteil, der nicht in der Krankenrolle selbst und der Behandlung begründet liegt. Dazu gehören beispielsweise Straffreiheit oder Haftverschonung, Befreiung vom Wehrdienst, Medikamentenbeschaffung, Arbeitsbefreiung, Renten, Pensionen und Entschädigungen. In der ursprünglichen psychoanalytischen Fassung wird hierunter auch die Aufmerksamkeitszuwendung und Beachtung durch die Umwelt gefasst.

Simulation (malingering, fake bad)

Auf einen externalen Krankheitsgewinn ausgerichtetes, gezieltes, bewusstes Vortäuschen einer Gesundheitsstörung.

Simulative Tendenzen

Von Wurzer (1992) vorgeschlagener Begriff, der Aggravation und Simulation zusammenfasst.

Stellvertreter-Simulation/ Artifizielle Störung by proxy (malingering by proxy, factitious disorder by proxy)

Stellvertretend für eine Indexperson wird eine Gesundheitsstörung nicht durch diese selbst in manipulativer Weise dargestellt, sondern durch eine andere Person (häufig aus der nächsten Verwandtschaft, insbesondere Kinder); gelegentlich erfüllt auch ein Tier eine solche Stellvertreterfunktion.

Suboptimale Leistungsanstrengung (suboptimal effort)

Verhalten einer Person in der neuropsychologischen Testuntersuchung, das unterhalb der Möglichkeiten liegt, die diese Person tatsächlich entfalten könnte, wenn sie wollte.

Tertiärer Krankheitsgewinn (tertiary gain)

Vorteile aus der Erkrankung oder psychischen Störung zieht nicht die Indexperson selbst, sondern eine andere Person (z. B. Angehörige, auch Behandler).

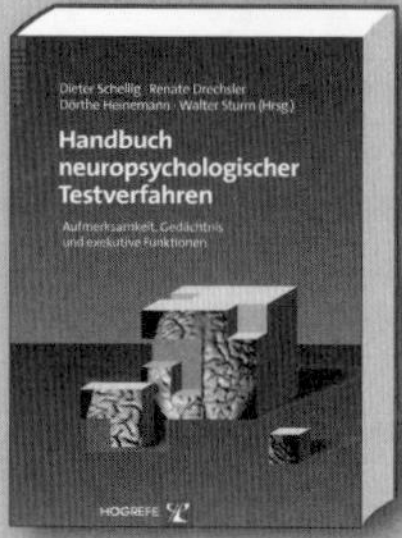

Dieter Schellig · Renate Drechsler
Dörthe Heinemann
Walter Sturm (Hrsg.)

Handbuch neuropsychologischer Testverfahren

Band 1: Aufmerksamkeit, Gedächtnis und exekutive Funktionen

2009, 1.135 Seiten, geb.,
€ 129,– / CHF 174,–
ISBN 978-3-8017-1857-2

Das Buch bietet einen systematischen Überblick über die im deutschsprachigen Raum verwendeten neuropsychologischen Verfahren. Es umfasst drei zentrale neuropsychologische Bereiche: Aufmerksamkeit, Gedächtnis und exekutive Funktionen. Jedem dieser kognitiven Bereiche geht ein einführendes Theoriekapitel voraus. Unabhängige Autoren stellen in über 100 Rezensionen die Verfahren dar, skizzieren die verwendeten Konzepte und Operationalisierungen und bewerten kritisch deren theoretische Bedeutung und Anwendbarkeit. Der einheitliche Aufbau erlaubt einen schnellen Zugriff auf die relevanten diagnostischen Informationen.

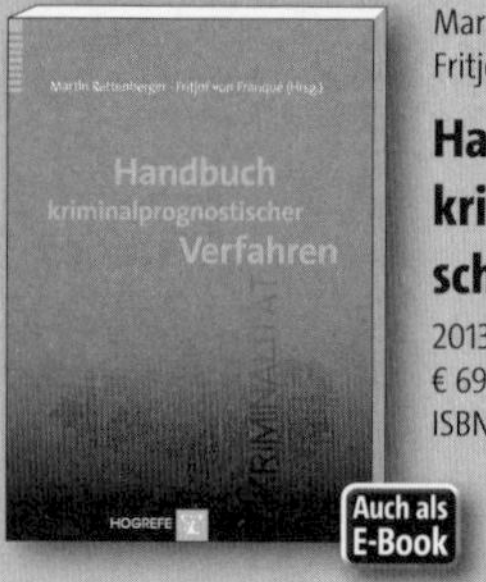

Martin Rettenberger
Fritjof von Franqué (Hrsg.)

Handbuch kriminalprognostischer Verfahren

2013, 383 Seiten, Großformat,
€ 69,95 / CHF 95,–
ISBN 978-3-8017-2393-4

In diesem Handbuch werden über 20 nationale und internationale Instrumente zur Kriminalprognose vorgestellt. Neben dem theoretischen Hintergrund wird ausführlich auf praktische Probleme und deren Lösung sowie auf die Vermeidung von Anwendungsfehlern eingegangen. Zu jedem Verfahren wird der aktuelle Forschungsstand ausführlich referiert. Dieses Handbuch stellt eine zentrale Hilfe für all jene Berufsgruppen dar, die sich wissenschaftlich, gutachterlich oder therapeutisch mit Kriminalprognosen befassen.

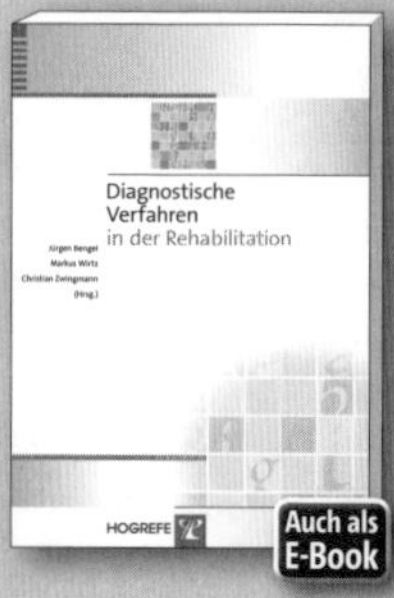

Jürgen Bengel
Markus Wirtz
Christian Zwingmann (Hrsg.)

Diagnostische Verfahren in der Rehabilitation

(Reihe: »Diagnostik für Klinik und Praxis«, Band 5)
2008, 390 Seiten, Großformat,
€ 59,95 / CHF 79,–
ISBN 978-3-8017-2095-7

Der Band bietet eine umfassende Sammlung diagnostischer Verfahren im Bereich der Rehabilitation. Das Buch liefert zunächst einen systematischen Überblick über den Stellenwert psychologischer Diagnostik in der Rehabilitation und geht auf die »International Classification of Functioning« (ICF) ein. Anschließend werden krankheitsübergreifende Verfahren beschrieben, die thematisch u.a. in die Bereiche »Lebensqualität und Funktionszustand«, »Soziale Unterstützung« und »Rehabilitations- und Behandlungszufriedenheit« gegliedert sind.

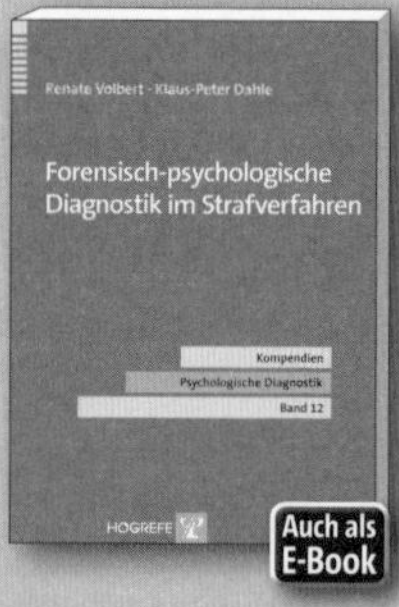

Renate Volbert
Klaus-Peter Dahle

Forensisch-psychologische Diagnostik im Strafverfahren

(Reihe: »Kompendien Psychologische Diagnostik«, Band 12)
2010, 160 Seiten,
€ 24,95 / CHF 35,50
ISBN 978-3-8017-1460-4

Das Buch liefert einen Überblick über die zentralen forensisch-psychologischen Fragestellungen im Bereich des Strafrechts. Nach einer Einführung in die Rahmenbedingungen forensisch-psychologischer Sachverständigentätigkeit werden die methodischen Grundlagen für die verschiedenen Gutachtenfragestellungen erörtert. Ausführlich und praxisbezogen wird das Vorgehen bei aussagepsychologischen Fragestellungen, bei Fragen zur Kriminal- und Gefährlichkeitsprognose, zur Schuldfähigkeit, zur strafrechtlichen Verantwortlichkeit sowie zur Entwicklungsreife erläutert.

HOGREFE

Hogrefe Verlag GmbH & Co. KG
Merkelstraße 3 · 37085 Göttingen · Tel.: (0551) 99950-0 · Fax: -111
E-Mail: verlag@hogrefe.de · Internet: www.hogrefe.de